防癌抗癌 营养护理全书

胡维勤 ◎ 主编

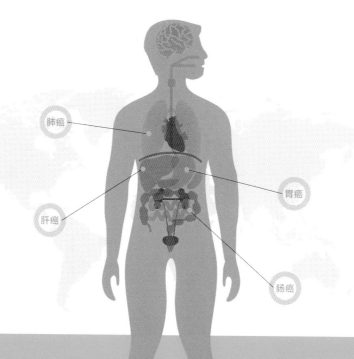

肺癌

肝癌

胃癌

肠癌

新疆人民出版总社
新疆人民卫生出版社

图书在版编目（CIP）数据

防癌抗癌营养护理全书/胡维勤主编.—乌鲁木齐：
新疆人民卫生出版社，2015.8
ISBN 978-7-5372-6337-5

Ⅰ.①防…　Ⅱ.①胡…　Ⅲ.①癌－防治
Ⅳ.①R73

中国版本图书馆CIP数据核字(2015)第165472号

防癌抗癌营养护理全书

FANGAI KANGAI YINGYANG HULI QUANSHU

出版发行	新疆人民出版總社 新疆人民卫生出版社
责任编辑	胡赛音
策划编辑	深圳市金版文化发展股份有限公司
摄影摄像	深圳市金版文化发展股份有限公司
封面设计	深圳市金版文化发展股份有限公司
地　　址	新疆乌鲁木齐市龙泉街196号
电　　话	0991-2824446
邮　　编	830004
网　　址	http://www.xjpsp.com
印　　刷	深圳市雅佳图印刷有限公司
经　　销	全国新华书店
开　　本	173毫米×243毫米　16开
印　　张	13
字　　数	220千字
版　　次	2016年6月第1版
印　　次	2016年6月第1次印刷
定　　价	35.00元

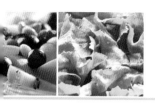

序 言

　　世卫组织最新数据显示，到2020年，全球癌症发病率将增加50%，即每年将新增1500万癌症患者。在我国，目前每死亡5人，其中即有1人死于癌症，而在0～64岁人口中，每死亡4人，即有1人死于癌症。

　　看到这些数据，你是否感到隐约的担心？

　　癌症是当今世界上严重威胁人类生命的恶魔，癌症是一个全球关注的话题，如何战胜癌症已成为人们密切关注的问题。

　　简而言之，癌症就是一种人与自然、人体内部五脏六腑之间失衡的状态。造成这种失衡状态的重要因素之一在于饮食。自古就有"饮食自倍，肠胃乃伤"的说法。因此，要改变这种失衡状态，不一定要完全依靠药物，更关键在于从日常饮食入手，改变我们不正确的饮食习惯和方式，在根源处防微杜渐，让食物成为我们预防癌症、调理癌症的武器。

　　由此，本书应运而生。

　　本书专门针对防癌抗癌，介绍了癌症以及为何患癌症的原因，告诉读者应如何做好癌症的预防工作，包括饮食和运动两方面的调理护理。除此之外，书中还介绍了多种天然食材和中药材，介绍他们的抗癌功效，并搭配了相应的防癌抗癌菜例，让读者一目了然。

　　书中的菜例介绍了材料、做法、小贴士、美食再一道等内容，食材简单，做法详细，在呈上防癌美味的同时，也帮助调理饮食习惯。与此同时，每道菜例还配上了二维码，用手机一扫就能马上看更详细的烹饪过程，再也不会手足无措，摸不着头脑。

　　希望通过本书的介绍，可以让读者对如何防癌抗癌有进一步的认识，在以后的生活中能远离癌症困扰，找到更健康的生活方式。

　　本书在编撰过程中难免存在纰漏，还请广大读者朋友提出宝贵的意见和建议。

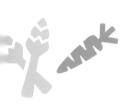

目录 Contents

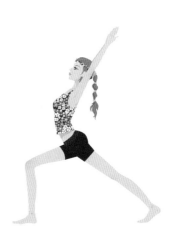

PART 2

选对食物防癌抗癌更轻松

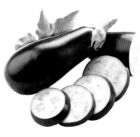

028 / 蔬菜类

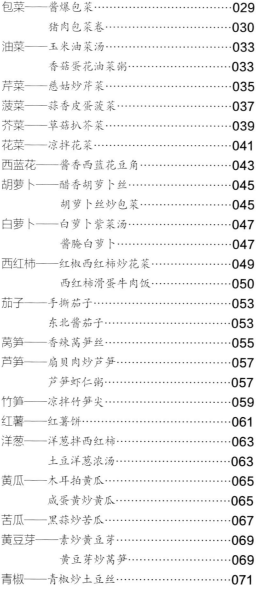

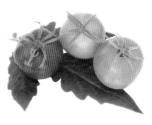

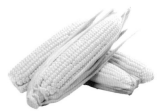

126 / 豆类、豆制品

140 / 水果类

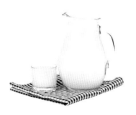

158 / 其他类

PART 3

中药材辅助防癌抗癌更有效

防癌抗癌这些食物要忌吃

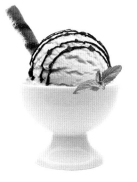

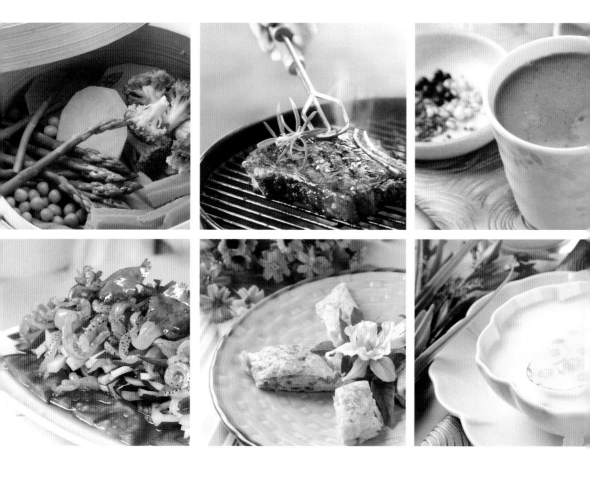

PART 1

积极预防癌症
这种慢性病

　　一直以来，癌症都是一个备受关注的话题。癌症对人体造成巨大伤害由来已久，外界对其研究仍在持续之中。那么到底，癌症是怎么形成的？对癌症容易产生影响的因素又有哪些？癌症其实可以看作一种"状态"，即人体内五脏六腑之间失衡的状态。人们常说"病从口入"，造成这种状态的重要因素之一，其实就是饮食。古语常云："三分治，七分养。"可见要调整这种状态，还得靠饮食来调理。本章将重点介绍饮食调理对预防癌症这种慢性病的作用，也会介绍防癌抗癌的相关知识。从认识癌症出发，了解癌症，从饮食上开启防癌抗癌的"保护盾"。

01 Cancer
认识癌症

1. 癌症是什么

　　"癌"即"癌症"，"癌症"是一大类"恶性肿瘤"的统称。根据发生部分的不同而命名，如发生在肺部称为"肺癌"，发生在肝部称为"肝癌"，发生在胃部称为"胃癌"。由于各种癌的发生部位不同，病理形态不同以及发展阶段不同，其临床表现也各有不同。癌症的早期往往症状很少，待发展到一定阶段后才渐渐表现出如肿块、疼痛、溃疡、出血、梗阻等一系列症状和体征。

　　癌症是控制细胞生长增殖的机制失常而引起的疾病。癌细胞的特点是无限制、无止境地增生，使患者体内的营养物质被大量消耗。癌细胞释放出多种毒素，使人体产生一系列症状。癌细胞还可转移到全身各处生长繁殖，导致人体消瘦、无力、贫血、食欲不振、发热以及造成严重的脏器功能受损等等。

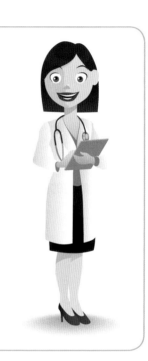

2. 人体为什么会患癌

　　癌细胞是由正常细胞变异而来的，导致正常细胞癌变的因素有遗传基因、病毒感染、接触致癌物以及免疫能力低下等。

　　癌细胞是从哪里来的？其实，它是从我们自己的身体里长出来的，是身体组织的异常"增生"，简单地说，就是增加了生长。手上掉了一块皮，过几天就长出来了，是生长。我们身体里几百万亿个细胞也无时不在推陈出新，一般成人的"收支"是平衡的，新生出来的细胞形状和功能与原来的细胞一样，这是遗传决定的。

遗传的关键物质是基因，基因在细胞的细胞核里，是保证新细胞像老细胞的基础，要是这个基础动摇就出问题了。

人的细胞里有三万多个基因，它们分别掌管着细胞乃至生命的各个方面的特性，有些基因是掌管细胞分裂增殖的。生物细胞的繁殖，不是一个大细胞生出许多小细胞来，而是一个细胞一分为二，形成两个新的细胞。两个新细胞中都包含了来自老细胞的相同的基因。癌的发生，问题就出在基因上，但是基因突变的关键还是在于致癌物质的作用。掌管细胞分裂增殖的基因，自然是每个人都有的，但是在致癌物质的作用下，这些基因会发生突变。基因突变了，长出来的新细胞就不像老细胞了，如肝细胞能产生胆汁帮助消化，基因突变后，新长出来的肝细胞不一样了，不能产生胆汁，从而引起了一系列的生理异常现象。

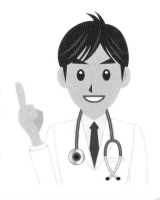

3. 导致癌症高发的原因

导致癌症的因素有很多，最主要的有以下几种。

化学污染 / 绝大多数的癌症是由多种因素引起，是内外因交互、共同作用的结果。一些食品中含有的化学元素也能导致癌症发生，如进食腌制和霉变食物等。发霉食品中除亚硝胺外还有霉菌毒素，这些毒素本身可以引起癌症，还与亚硝胺有协同致癌作用。

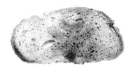

免疫力低下 / 在正常情况下，人体每天都会产生几百个癌细胞，但是人体内的免疫系统能够把它们消灭掉。如果免疫力低下，癌细胞就会蔓延、扩散，最终形成癌症。所以说，免疫力低下是导致癌症的最直接也是最重要的因素。

电离辐射 / 电离辐射是导致癌症高发的物理原因之一。长期接触医用或工业用辐射物及镭、钴、锯等放射性同位素的人群易患白血病、淋巴瘤。此外，值得注意的是，裸露皮肤长期照射紫外线也容易导致皮肤癌。

病毒感染 / 鼻咽癌发病与EB病毒感染有关；肝癌发病与乙肝病毒感染有关。人类感染某类病毒，如疱疹病毒可能致癌；感染埃及血吸虫、日本血吸虫、华支睾血吸虫也可能致癌。

接触致癌物 / 长期接触石棉、玻璃丝的人群易患间皮瘤；长期吸入工业废气、城市污染空气的人群易患肺癌。

遗传特性 / 人类癌症的遗传绝大多数并不是癌症本身的直接遗传，遗传的只是对癌症的易感性，在此基础上需要其他外因的作用才会发生癌症。与癌症患者有血缘关系的人有更高的患癌风险，如乳腺癌、胃癌、大肠癌、肝癌、白血病往往有家族聚集现象。

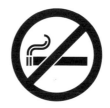

不良生活习惯 / 研究表明，吸烟指数达600（即每天吸烟支数×吸烟年数）的人易患肺癌；饮高度酒的人易患消化道癌；喜欢饮过热的水、汤及吃刺激性强或粗糙食物的人易患食管癌。

4. 最容易发生癌变的器官

癌细胞在人体内非常活跃，除了指甲和头发，它可以在人体任何部位生根发芽并四处蔓延。

经研究发现，人体中有12个部位最容易发生癌变。

肺 / 导致肺癌发生的原因主要有两个：一是吸烟，不仅是指吸烟的人群，也包括被迫吸二手烟的人群；二是环境污染。无论男女，肺癌的发生率均排在首位。

肾 / 身体过度肥胖、饮用水中的砷含量超标和吸烟等因素可导致肾癌发生。

膀胱 / 膀胱癌发生的主要原因是饮用水中含有过量的砷。

淋巴 / 淋巴癌发生的主要原因是环境污染、病毒感染和肥胖等。

肝 / 导致肝癌发生的原因有乙肝病毒、食用被黄曲霉毒素污染的谷类和豆类以及长期饮酒等。

乳腺 / 乳腺癌是女性最常见的癌症。长期摄入高脂肪和高热量的食物、精神压力大是乳腺癌发生的最主要因素。

宫颈和卵巢 / 引发宫颈癌和卵巢癌的原因有很多，如熬夜导致的内分泌紊乱、过早开始性生活等。

胃 / 腌制食物、加工肉类、烟熏食物、烧烤动物食物以及高盐摄入都是胃癌发生的原因。另外，胃黏膜的改变和萎缩性胃炎也可导致胃癌发生。

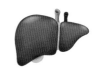

食管 / 导致食管癌发生的主要原因是长期吃过烫的食物。此外，吸烟、食用加工肉类等也是食管癌的直接诱因。

大肠 / 大肠是对食物残渣中的水液进行吸收，使食物残渣自身形成粪便并有度排出体外的脏器。大量饮酒、常吃高温油炸食物等，都可能导致大肠癌。

胰腺 / 胰腺癌是"富癌"的代表，肥胖和糖尿病都易导致胰腺癌发生。

02 Prevention
积极做好
癌症的三级预防

1. 一级预防

　　一级预防是指采取有效措施，减少和消除各种致癌因素对人体产生致癌作用，降低癌症的发病率。其目标是防止癌症的发生，针对健康机体，加强环境保护，合理饮食，适当运动，以增进身心健康。

　　要做到一级预防，就得注意做到以下几点。

避免吸烟 / 30%的癌症与吸烟有关。烟焦油中含有多种致癌物质和促癌物质，如3，4-苯并芘、多环芳香烃、酚类、亚硝胺等，当烟草燃烧的烟雾被吸入时，焦油颗料便附着在支气管黏膜上，经长期慢性刺激，可诱发癌变。吸烟主要引起肺、咽、喉及食管部癌肿，在许多其他部位也可增加其发生肿瘤的危险性。

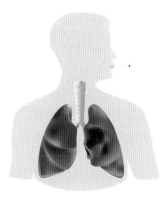

合理膳食 / 调查表明，结肠癌、乳腺癌、食管癌、胃癌及肺癌最有可能通过改变饮食习惯加以预防。食物中存在各种各样的防癌成分，而合理膳食几乎对所有癌症均有预防效果。

重视职业、环境、感染、药物等多种因素 / 因职业和环境的原因而接触一些化学物质可导致不同部位的癌症，如肺癌（石棉）、膀胱癌（苯胺染料）、白血病（苯）。有些感染性疾病与某些癌症也有很密切的联系，如乙肝病毒与肝癌，人乳头瘤病毒与宫颈癌。在一些国家，血吸虫寄生感染显著增加膀胱癌的发病率。暴露于一些离子射线和大量的紫外线下，尤其是来自太阳的紫外线，也可以导致某些癌症，特别是皮肤癌。常用的有致癌性的药物包括性激素（雌激素和雄激素）、抗雌激素药三苯氧胺。绝经后妇女广泛应用的雌激素与子宫内膜癌及乳腺癌发生有关。

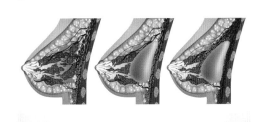

2. 二级预防

二级预防是指防止初发疾病的发展，其任务包括针对癌症症状出现以前的那些潜在或隐匿的疾患，采取"三早"（早期发现、早期诊断、早期治疗）措施。

要做到二级预防，需注意以下几点。

1 重视癌症发生的危险信号 / ①体表或表浅可触及肿块逐渐增大。②吞咽食物时胸骨有不适感乃至哽噎感。③耳鸣、听力减退，鼻咽分泌物带血。④月经期外或绝经期后出现不规则阴道出血。⑤黑痣、疣短期内增大、色泽加深、痒、破溃等。⑥原因不明的体重减轻。

2 定期进行普遍检查 / 女性应定期进行宫颈癌排查的检查，预防宫颈癌的发生。

3 易感人群加强自我监测 / 有癌瘤遗传易感性和癌瘤家族史的人群是癌瘤易感人群，必须定期对其进行监测。

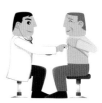

4 治疗癌前病变 / 如食管上皮重度增生、胃黏膜的不典型增生、化生和萎缩性胃炎，慢性肝炎和肝硬化，结肠息肉，支气管上皮的增生和化生等。

5 加强自检 / 如果是体表可触及、可看到的部位，也应该定期进行自检，比如妇女的乳腺自查等。

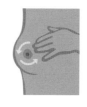

3. 三级预防

三级预防是指临床预防或康复性预防，其目标是防止病情恶化，防止残疾。其任务是采取多学科综合诊断和治疗，正确选择合理乃至最佳诊疗方案，以尽早消灭癌症，促进康复。

三级预防对身体能否真正痊愈有很重要的作用，因此需引起特别重视。需注意以下两点。

1 癌前病变应视为早期征兆 / 如黏膜白斑病、皮肤慢性溃疡、瘘管、增殖性疤痕（特别是化学药品烧伤引起的疤痕）、萎缩性胃炎和肠上皮化生、直肠多发性息肉、皮肤角化症（特别是大小鱼际处的手掌角化症、乳腺囊性小叶增生病、宫颈糜烂、宫颈息肉等）可发展为癌症。

2 要高度警惕身体出现的某些征兆 / 单侧持续加重的头痛、呕吐和视觉障碍，特别是原因不明的复视；原因不明的口腔出血、口咽部不适、异物感或腔疼痛；无痛性持续加重的黄疸；乳头溢液，特别是血性液体；男性乳房增生长大；原因不明的疲乏、贫血、发热、全身性疼痛、骨关节疼痛。

03 Confrontation
应积极抗癌
预防癌症侵袭

1. 补充抗癌关键营养素

维生素A / 维生素A是强抗氧化剂，能激发人体细胞活力、延缓衰老、消除自由基、阻断细胞癌变，并能使已经向癌细胞分化的细胞恢复成正常细胞。维生素A主要存在于动物肝、鱼肝油、蛋黄、奶类食物中，在蔬菜

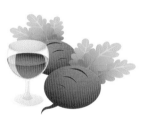

中维生素A的含量也较丰富。成人每日的维生素A需求量为0.75～1.2毫克。

维生素E / 维生素E是强抗氧化剂，能抗衰老，保护细胞膜免受过氧化脂质的损害，减少导致老年斑的脂褐素的积累，抑制自由基的形成，能预防癌症。临床研究证实，维生素E与某些抗癌药物合用，可以

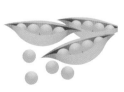

增强疗效，减轻化疗的毒性反应。富含维生素E的食物有植物油、豆类、蛋类、奶类、鱼类、蔬菜等。成人每日的维生素E需求量为12毫克。

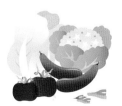

维生素C / 维生素C能增强机体免疫力，有抗氧化作用，能中和亚硝胺等致癌物质，促进抗病毒剂干扰素的生成。增加

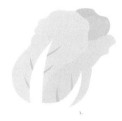

维生素C的摄入量，还可降低喉癌、宫颈癌、膀胱癌的发生率。富含维生素C的蔬果有萝卜、白菜、绿豆芽、冬笋、香菜、花菜、四季豆、西红柿、苋菜、枣、刺梨、猕猴桃、橘子、山楂等。成人每日的维生素C需求量为60～100毫克。

硒 / 调查发现，硒摄入量与白血病、结肠癌以及发生在直肠、胰腺、乳腺、前列腺、胆囊、肺和皮肤等部位的肿瘤呈负相关。硒能破坏自由基，保护细胞膜不受自由基侵害，阻断致癌物在体内的代谢或活化过程，抑制肿瘤细胞的繁殖，还可以通过调整细胞分裂、分化及癌基因表达，使癌细胞行为向正常方向转化。另外，硒还有促进正常细胞增殖和再生的机能，达到防癌的作用。富含硒的食物有肉类、动物肝肾、蘑菇、大蒜、大豆、芝麻、海藻等。成人每日的硒需求量为50微克。

锌 / 调查显示，多种癌症患者血清锌水平低，因此缺锌可能增加癌症的发生。锌和身体中多种酶及蛋白质的生物合成有关。此外，锌能强化机体免疫功能，锌元素缺乏时，可使食管癌发病率增高。富含锌的食物有小米、高粱、核桃、芝麻、红薯、花生、牡蛎、鱼类、蛋类、动物肝肾等。成人每日的锌需求量为15毫克。

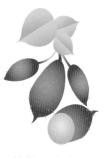

钙 / 调查发现，凡阳光充足的地方，结肠癌发病率低，而远离赤道或摩天大楼高耸的地方，结肠癌发病率高。另有调查发现，结肠癌发生率与牛奶的摄入量成反比。因为晒太阳能补充钙质，喝牛奶也能补钙，因此患癌几率低。富含钙的食物有虾皮、海带、芝麻、黄豆、黑木耳、豆腐、牛奶等。成人每日的钙需求量为800~1000毫克。

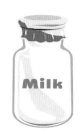

纤维素 / 研究发现，增加纤维素的摄取可降低结肠癌、乳腺癌的发病风险，降低口腔癌、咽喉癌、食管癌、胃癌、前列腺癌的发病率。纤维素能缩短食物残渣在肠道的停留时间，缩短致癌物在肠道的停留时间，减少致癌物与肠壁接触的机会。富含纤维素的食物有燕麦、菠菜、包菜、芹菜、韭菜、胡萝卜、葡萄、红枣、香蕉等。成人每日的纤维素需求量为30~40克。

2. 避免不良的饮食习惯

我们已经知道了饮食与癌症的发生有着密切的关系，但什么样的饮食习惯容易导致癌症呢？一起来看看现实生活中存在的导致癌症的不良饮食习惯。

喜欢吃滚烫的食物 / 临床发现，很多消化系统癌症患者，特别是食管癌、胃癌患者，都有一个共同的特点，就是喜欢吃非常烫的食物，每顿饭都恨不得吃那些刚出锅的东西。就是这个不良习惯，让很多人被癌症纠缠上。

吃滚烫食物会对食道黏膜造成灼伤和腐蚀，当黏膜细胞出现增生性病变后，就有可能进一步发生癌变。

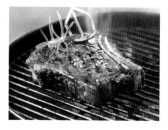

吃东西狼吞虎咽 / 吃东西过快，狼吞虎咽，这是很多现代人都有的不良饮食习惯。这个不良饮食习惯似乎已成为这个时代上班族的一个通病，工作和生活的压力让上班族处于高度紧张的状态中，吃饭好像只是为了简单的身体需要，为了抢时间，吃饭速度能多快就多快。实际上这样对身体健康非常不利。吃饭过快，食物的咀嚼不细，易损伤消化道黏膜，引发慢性炎症。此外，吃饭快，食物团块的体积大，易对食道和贲门等消化道产生较强的机械刺激，久之会引起消化道损伤甚至癌变。

吃得过饱 / 经常一次性吃太多东西，即饮食过量，容易损伤肠胃，使肠胃功能失调，时间久了，生病得癌也无法避免。在现代临床中，很多医生会遇到一些这样的患者，每顿饭一定要吃到胃

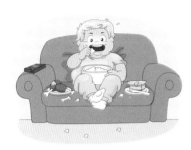

胀，才认为是吃饱了，久而久之，就伤了胃，最终，得了胃癌。

常常饮酒过量 / 过量饮酒对健康有害无益。研究表明，直接喝烈性酒或一天喝200毫升以上白酒、啤酒等，都容易导致癌症。而空腹饮酒，更容易直接导致血液中酒精浓度急剧升高，对人体的危害较大。饮酒要适度，饮酒前更应先吃些食物，

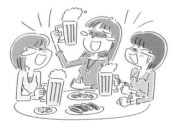

尤以碳水化合物为佳，分解时可产生能量，供肝脏"燃烧"酒精之用。

饮食不规律 / 吃饭不规律对身体的伤害极大。研究表明，不规律的饮食习惯易导致肥胖与胃癌。传统中医认为，按时吃饭有利于脾胃的正常运行，保证人体气血的补充和协调，避免五脏功能的失调，预防癌症的发生。从另一方面而言，饮食有利于唾液分泌，而唾液对于致癌物质有消解的作用。

经常在外就餐 / 很多人由于工作原因，不得不经常在外就餐，有些是为了应酬，有些则是工作忙，可供自己支配的时间不多，没时间自己做饭。一方面，由于经常在外吃饭，造成了饮食无定时，时间一久必然使自身的脾胃功能受到损害，进入一种"癌状态"中；另一方面，外售的食物为了追求色、香、味，通常会使用高温油炸的方法，或者加入大量调味剂，比起家庭烹饪的食物，含有更多的致癌物质。同时，大家在聚会中难免饮酒，这些无疑加重了胃肠负担，为癌症的发生提供了条件。

偶尔才吃蔬菜水果 / 蔬菜水果是日常膳食中的重要组成部分，如果平时只爱吃肉，不爱吃蔬菜和水果，就容易增加患癌的风险。蔬菜和水果是维生素C与纤维素的最好供给源，一直被认为具有很好的防癌作用。研究显示，胡萝卜、西红柿、葱、大蒜、橘类水果等具有较强的抗癌作用，尤其对口腔、食道、胃、结肠、肺等部位的肿瘤预防作用更强。蔬菜水果中的防癌成分有类胡萝卜素、维生素A、维生素C、维生素E、微量元素硒、膳食纤维、二巯基硫酮、异硫氰酸酯、吲哚、酚类、蛋白质酶抑制剂、葱属化合物、植物同醇、植物雌激素、类黄酮、叶酸等。所以，建议大家平时多吃些蔬菜和水果，以增强身体的防癌抗癌能力。

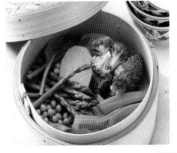

04 Diet
癌症期间要注意规范饮食

1. 手术期的饮食要点

外科手术治疗仍然是癌症治疗的常用措施之一，那么，手术前后该如何进行饮食的调养呢？这里针对可以经口进食的大多数患者提供一些术前、术后饮食调养的要点。

手术前——储备营养做准备 / 在针对癌症患者进行外科切除手术前，应对患者进行营养评估。如发现患者已经存在营养不良的症状，那么手术之前务必要进行营养支持来改善营养状态。

有些手术对患者的机体创伤较大，因此在手术前要给患者提供良好的饮食，使患者有较好的体质以保证手术的顺利进行。一般情况下，手术前鼓励患者多吃高热量、高蛋白及富含维生素的食物，如谷类、瘦肉、鱼、虾、蛋、奶、豆制品、蔬菜、水果等。对较肥胖的病人要给予高蛋白、低脂肪的

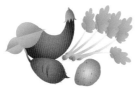

膳食，以储存部分蛋白质并消耗体内脂肪，因为体脂过多会影响伤口愈合。对患糖尿病、高尿酸血症、高脂血症等合并疾病的患者，还需注意适当控制进食的种类和热量。对患不同部位肿瘤的病人要有针对性地安排膳食，如患肝、胆、胰肿瘤的病人要采用低脂膳食，而对于胃肠道肿瘤

的病人，术前要安排残渣比较少的流食或半流食，以减少胃肠道内残渣。一般病人在术前12小时应禁食，术前4～6小时禁饮水，以防止麻醉或手术过程中呕吐或并发吸入性肺炎，胃肠道内较多食物积存也将影响手术顺利进行。

手术后——饮食清淡助恢复 / 手术后初期通常先采取静脉给养的方法，即通过静脉注射补充液体、糖、盐类和氨基酸等营养物质，待消化道功能恢复后，方可经口进食容易消化的食物，如藕粉、蒸蛋羹、面汤、粥、嫩豆腐等，然后再逐步过渡到正常饮食。

手术后获取营养的最佳来源就是食物，对于能正常饮食的患者，无需过多食用保健品，完全可以从食物中获取充足的蛋白质和热量。对癌症患者而言，术后通常会气血亏虚、脾胃虚弱，饮食调补时一定要注意适当补充营养、热量，多吃高蛋白、高维生素类的食物，如牛肉、羊肉、瘦猪肉、鸡肉、鱼、虾、鸡蛋及豆制品等。

2. 化疗期的饮食要点

"化疗"即"化学疗法"，是目前癌症治疗的主要手段，它是将药物经血管带到全身，对身体所有细胞都有影响。对癌症患者而言，化疗在针对癌细胞进行攻击的同时，也对身体造成一定的损害，使人体变得虚弱，此时可通过饮食调养缓解患者的不适。

化疗前——补益气血，增强体质 / 化疗会使人体变得虚弱，药物在杀伤癌细胞的同时，难免会使正常细胞受到一定损害，由此产生一系列的毒副反应，如免疫力低下、白细胞减少、消化道溃疡、脱发等，临床上表现为厌食、恶心、呕吐等。由于每个人的体质有所差异，个人的耐受性不一样，因此，化疗副作用发生的程度和情况也有所不同。如果能配合正确的饮食，病人的不适感就能最大限度地减轻，既能保证化疗顺利进行，又能确保临床疗效的最大化。

化疗前的总体要求是补充营养，增强体质。增强体质的最好方法是多摄入 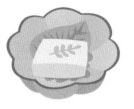 蛋白质，可以多吃健脾补肾的食物，如红枣、山药、芝麻、龙眼、菠菜、鸡、鸭、牛肉、鱼、豆制品、蛋、奶等。

化疗中——按不同症状来选择饮食 / 针对化疗中常见的主要不良反应，要对应采取不同的饮食对策。

有消化道反应的病人出现食欲减退、恶心、呕吐、腹泻等症状，应多吃流质或半流质的食物，以及开胃健脾的食物，如山楂、白萝卜、香菇、陈皮等，忌食生冷油腻食物，会加重腹泻症状。

化疗过程中，病人的白细胞和血小板会减少，会出现头晕目眩、倦怠乏力、心慌气短、掉头发等气血不足的表现，此时在饮食上应多吃含铁丰富的食物，如猪肝、鸡肝、鱼肉、菠菜、金针菇等，可以给身体提供足够的造血原料，增强机体的造血功能，补足亏虚的气血。

如果在化疗过程中出现发热、口渴、口腔炎症、口腔溃疡、大便干燥、尿黄、舌头发红等上火表现，就要坚决戒掉辛辣及油炸的食物，多吃新鲜蔬菜、水果等维生素含量高的食物。

化疗后——新鲜食物助元气 / 癌症患者经过化疗后，身体较虚弱，宜选择营养丰富且易于消化的食物，如稀饭、面包、鱼肉粥、鸡肉粥等。同时，由于人体存在着不同程度的气血不足、脾胃失调、肝肾亏损，此时要多食新鲜的蔬菜和水果，如白萝卜、菠菜、西红柿、山楂、橙子、柠檬、猕猴桃、苹果、草莓等，还宜少吃多餐，适当运动，并用酸奶替代牛奶，以免腹部胀气，少吃用腌、熏、炸、烤等烹饪方式烹调的食物。

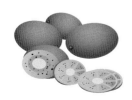

值得注意的是，化疗后病人的血象会有所下降，此时还可补充高蛋白质饮食，如牛奶、瘦肉、猪蹄、海参、鱼、动物肝脏及红枣、花生、核桃、黑木耳、胡萝卜、赤小豆等，都有助于提升白细胞数量。还可多吃五黑食品，如黑芝麻、黑米、黑豆、黑枣，以提高血象。

3. 放疗期的饮食要点

"放疗"即"放射治疗"，是用各种不同能量的射线照射肿瘤，以此抑制和杀灭癌细胞的一种治疗方法。由于对正常细胞和癌细胞均有杀伤作用，放疗经常会引起一系列毒性反应，与肿瘤的部位、患者的个体差异、治疗时肿瘤的大小、照射剂量、疗程长短密切相关。应根据放疗不同阶段进行合理饮食，才能有效减轻放射线对身体的损伤。

放疗部分在头颈部的饮食方案 / 发病部位在头颈部的肿瘤主要包括鼻咽癌、口腔癌、喉癌等。在接受放射治疗后几乎都会引起口腔黏膜和唾液腺损伤，造成唾液分泌减少，口腔、咽喉部黏膜充血、水肿、疼痛，甚至出现溃疡、声音嘶哑、吞咽困难等。此时选择食物应尽量以清淡为主，建议多选清凉甘润、生津养阴食品。主食以大米、小麦、大豆类为主，肉类侧重猪肉、鸭肉、甲鱼、牡蛎等，蔬菜可多吃苦瓜、胡萝卜、菠菜、大白菜、黄瓜、冬瓜、百合、竹笋等含维生素C和胡萝卜素较多的种类，水果可选雪梨、香蕉、橙子、荸荠、罗汉果、西瓜等，既可补充营养，又具养阴生津的作用。

痰、消炎解毒的食物为主，可选择雪梨、甘蔗、藕、牛奶、莲子、雪耳等。体质虚弱者可吃甲鱼、燕窝、鱼翅等高蛋白、高营养食物。

放疗部分在胸部的饮食方案 / 发病部位在胸部的肿瘤主要有食道癌、肺癌、乳腺癌及纵隔恶性肿瘤。在放疗期间或放疗后，通常会伴随放射性食道炎、放射性肺炎。放射性食道炎会造成食道黏膜充血、水肿，严重的甚至会出现黏膜溃疡、吞咽困难及吞咽时胸骨后疼痛；放射性肺炎会造成口干口渴、干咳等。以上症状多属于湿热瘀毒，进行饮食调理时，以清润化

放疗部分在腹部的饮食方案 / 发病部位在腹部的肿瘤主要有子宫颈癌、卵巢癌、直肠癌等。在接受放射治疗时，放射线常常会损伤结肠、直肠黏膜，导致肠壁黏膜充血水肿、炎性细胞浸润、黏膜溃疡等，患者表现出的症状就是急性放射性肠炎和慢性放射性肠炎。急性放射性肠炎一般出现在放疗期间或放疗结束后3个月内，表现为腹痛腹泻、大便带血及黏液，可选择生姜蜂蜜茶或马齿苋粥，如黏膜溃疡、大便带血，可试试蜂蜜莲藕汁；慢性放射性肠炎多出现在放射治疗结束3个月以后，表现为间歇性腹泻或大便中带血或黏液，伴有腹痛、贫血等，应选择易消化吸收、营养丰富并具有消炎、消肿、利尿功效的食品，如山药、洋葱、马齿苋、莲藕、紫菜、茄子、丝瓜、薏苡仁、红豆、蕨菜等。

4. 康复期的饮食要点

安排好康复期癌症病人的饮食，对提高治疗效果、改善生活质量、促进康复具有非常重要的意义。大家不妨从康复期的饮食原则入手，安排好饮食，提高治愈率。

经常更换菜品，增强患者食欲 / 某些病人家属认为哪些食物有营养，就让患者频繁吃补，但这其实是不妥当的。不同食物所含的营养成分不同，要想获得最佳的营养，食物还需多样化。特别是对于在康复期的癌症患者，饮食上要经常更换菜品，注意菜肴色、香、味的搭配，这样不仅能保证膳食营养的平衡，还能提高患者的食欲，从而改善患者消化系统的功能状态，有利于康复。

多吃富含维生素的蔬果 / 维生素能帮助身体充分利用食物中的能量，其中，维生素A能维护上皮组织的正常形态及功能，增强防癌能力；维生素C能增强免疫功能；维生素E具有抗氧化的作用。这些维生素都能从蔬菜、水果中获取。

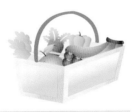

饮食清淡易消化 / 对癌症患者而言，保护好肠胃功能十分重要。癌症患者由于手术后、放化疗后，胃肠功能受损，所以饮食一定要非常注意，坚持清淡饮食，多食用易消化的食物。有些患者在手术后自我感觉良好，就开始不注意饮食规范，导致出现胃胀、疼痛、泛酸等症状，这样也会影响身体恢复。

保证蛋白质的摄入量 / 蛋白质是修补组织器官及保持免疫系统健康的必需营养元素。有些癌症患者会觉得，得了癌症就不能吃肉了，其实，这是一个误区。我们知道，身体所需蛋白质主要来源于肉类食物，适当地进食如猪瘦肉、牛肉、鸽肉、鱼肉等动物蛋白质，才能补充身体所需。

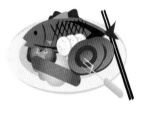

饮食忌生冷 / 虾、蟹属异体蛋白，不易为人体消化，在转化过程中会消耗人体大量的能量和酶，对于机体抗癌反而造成不利影响，还容易导致积食、肠道感染、腹泻等多种胃肠疾病，中医学认为，虾、蟹味咸性寒，是大寒之物，最能损伤阳气。肿瘤患者本身就存在阳气不足的一面，再被这些寒性食物所伤，可谓雪上加霜。中医认为饮食上要分清食物阴阳属性。由于可食之物皆有药性，身体状况不同，对饮食的需求也不同。因此，癌症患者在饮食上要尤其注意，该忌口时就忌口，尤其要忌生冷食物，更要合理搭配饮食结构，以保证机体正常的营养需求，保住人体"正气"，才能避免恶气恶血停留于体内，阻碍身体康复。

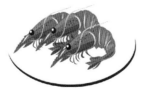

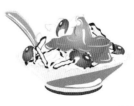

05 Sports
积极运动
能帮助抗癌

1. 慢跑

　　慢跑是一种简单的运动方式，没有高难度的技巧也没有严格的场地限制，却是提高人体免疫力的首选运动，可帮助人体抵御癌症侵犯。

　　慢跑时，人体吸入比平常多几倍乃至几十倍的氧气，使全身的脏器更好地运作，而人体如果长时间不锻炼，在缺氧状态下癌细胞会异常活跃，容易诱发癌症。

　　每天晚饭后慢跑几圈，常年坚持，就能够增强机体抵抗力。此外，慢跑还可以消耗体内多余的脂肪，防止肥胖或是超重，特别是女性脂肪过多会影响体内雌激素水平，增加患乳腺癌、子宫内膜癌等风险。

　　慢跑不仅能给大家一个好身体，还能给大家一个好的精神状态，因为慢跑能改善人的情绪，消除忧郁和烦恼，而精神因素在防癌中也占据了主要位置，心胸开朗、幽默风趣的人往往不容易受癌症威胁。

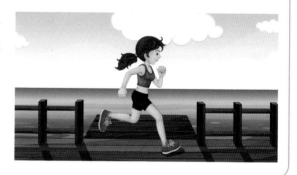

2. 羽毛球

　　一些娱乐锻炼方法如羽毛球、乒乓球、门球等似乎是寓乐于锻炼之中，使患者身心轻松，但这些对抗性的方法难免使人心浮气躁，对癌症患者的健身效果还不如走路，所以它只适合作为癌症患者的辅助锻炼方法。

3. 太极拳

坚持练太极拳，对防癌抗癌有诸多好处，以下罗列三点。

减少体内酸性垃圾的大量堆积 / 二氧化碳是人体酸碱度平衡的调节剂，但过多就容易造成体内酸性垃圾在淋巴组织细胞系统里大量堆积，使体质过度酸化，一些内源性疾病就会乘虚而入，最终导致组织细胞发生癌变。坚持太极拳锻炼，可以帮助控制体内二氧化碳量，强身健体。

有利于保护心血管健康 / 太极拳采用腹式呼吸，呼吸时横隔肌和腹肌的收缩和舒张，使腹压不断改变，能有效提高心脏养血的功能，有助于保护心脏、血管和淋巴系统的健康，降低血液胆固醇含量，增加血液中的白蛋白含量，对预防动脉硬化、降低血压都有明显效果。

有利于提高人体免疫功能 / 一个人身体衰老、癌细胞聚积的主要原因在于免疫功能退化，尤其是免疫细胞中起主导作用的T淋巴细胞的数量减少，活性下降较为明显。而如果坚持练太极拳，每天15分钟，唾液中的分泌型免疫球蛋白就可以增加10%毫克，就可以缓解这一情况。太极拳锻炼对于增加人体粘膜中分泌型免疫球蛋白、提高对病毒细菌的杀伤力等都有明显的效果。

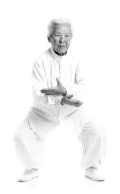

4. 瑜伽

瑜伽本身是很好的健身方法，受到普遍大众的喜爱，为人类健康作出很大贡献。瑜伽有一套完善的体式可以帮助防癌抗癌，通过放松、调息、入静、体式等对身体进行调节，帮助减缓压力，完善人体的免疫系统，激发出人的身体内在的康复本能。

瑜伽中的呼吸练习，也包括入定、冥想等，都可以对身体的某一个部位或某些部位进行调节，通过练习以净化身体、纯化心灵，从而将身体护理得更好。

瑜伽的运动方式很多，有坐式、立式、卧式等，锻炼者可以自行选择场所，尽量在负氧离子多的室外进行锻炼，而如果某些癌症患者病情较重，建议在室内进行。

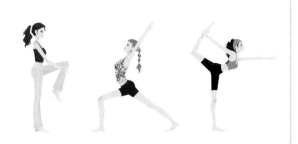

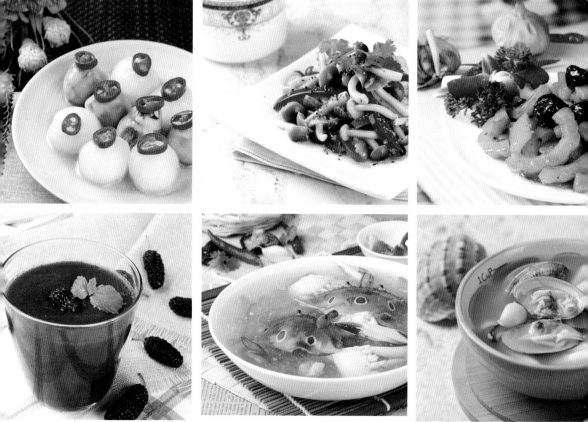

PART 2
选对食物防癌抗癌更轻松

医学研究证明，至少30%的癌症与饮食有关。由此可以证明，正确饮食对防癌抗癌有着何等重要的作用。饮食规范，是预防癌症的有效手段之一。适当改变饮食结构，摄入有利于防癌抗癌的食物，可以有效预防结肠癌、直肠癌、胃癌、胰腺癌、肺癌、乳腺癌及其他癌症。本章主要介绍多种日常生活中的食物，包括蔬菜、水产、菌菇、杂粮、干果、豆类、豆制品、水果、调料等，都是能帮助防癌抗癌的良好食材。相信从源头抵制癌症入侵，是最根本且最有效的方法！

01 Vegetable
蔬菜类

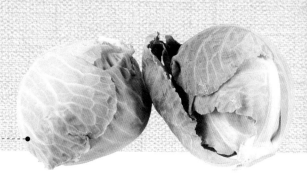

包菜

防止癌细胞生成、扩散

🔔 防癌抗癌原理

包菜含有癌细胞的抑制剂——吲哚类化合物和芳香异硫氰酸盐，能有效减少胃肠癌和呼吸道癌的发病率。包菜还含有大量的微量元素钼、β-胡萝卜素和维生素C，阻断致癌物亚硝胺的合成，并抑制人体对它的吸收。

📇 食材档案

▼别名：圆白菜、卷心菜、结球甘蓝、莲花白。

▼性味：性平，味甘。

▼归经：归脾、胃经。

▼适用量：每次约250克。

▼抗癌有效成分：钼、异硫氰酸盐、二硫酚酮、维生素C、多酚类化合物、β-胡萝卜素。

🛒 食材的选购

选购包菜时，以挑选结球紧实、无老帮、无焦边、无侧芽萌发、无病虫害损伤的为佳。

🍽 食用建议

①包菜不宜烹调太久，烹调过久会破坏其含有的多种维生素，降低营养价值。

②可以用榨汁机将包菜打成汁直接饮用，这样除了可以防癌，还有保护肠胃的作用。

📍 相宜食材搭配组合

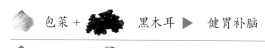

包菜 +	黑木耳 ▶	健胃补脑
包菜 +	海带 ▶	防止碘不足
包菜 +	猪肉 ▶	补充营养、通便
包菜 +	鲤鱼 ▶	改善妊娠水肿

酱爆包菜

包菜 + 猪瘦肉 = 增强免疫力、缓解疲劳

☻ **原料** 包菜170克，猪瘦肉140克，干辣椒8克，葱段少许

☻ **调料** 盐3克，鸡粉、胡椒粉各少许，料酒4毫升，甜面酱25克，水淀粉、食用油各适量

☻ **做法**

1. 将洗净的包菜切小块。

2. 洗好的猪瘦肉切片，装碗，加盐、少许胡椒粉、适量水淀粉拌匀。

3. 淋上适量料酒，拌匀，腌渍约10分钟。

4. 热锅注入少许油，烧至三成热，倒入腌好的肉片炒至变色，关火后盛出，待用。

5. 用油起锅，放入干辣椒，撒上葱段，爆香。

6. 倒入包菜，炒至变软，注入少许清水。

7. 炒至食材断生，放入备好的甜面酱，炒香。

8. 倒入炒好的肉片，加入少许盐、鸡粉，炒至食材入味，盛出装盘即可。

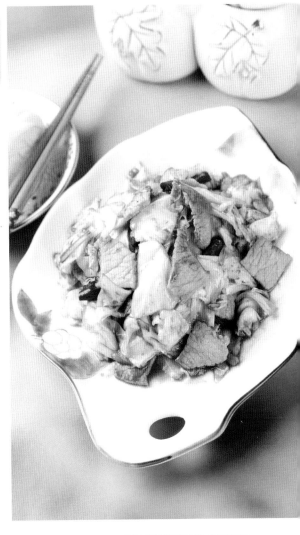

Step 1
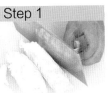

Step 2
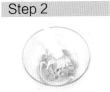

Step 3
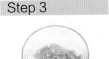

Step 4
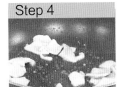

Step 5
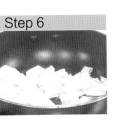

Step 6

Step 7
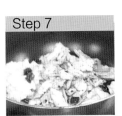

Step 8
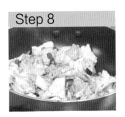

猪肉包菜卷

包菜 ＋ 西红柿 ＝ 滋阴润燥、润肠排毒

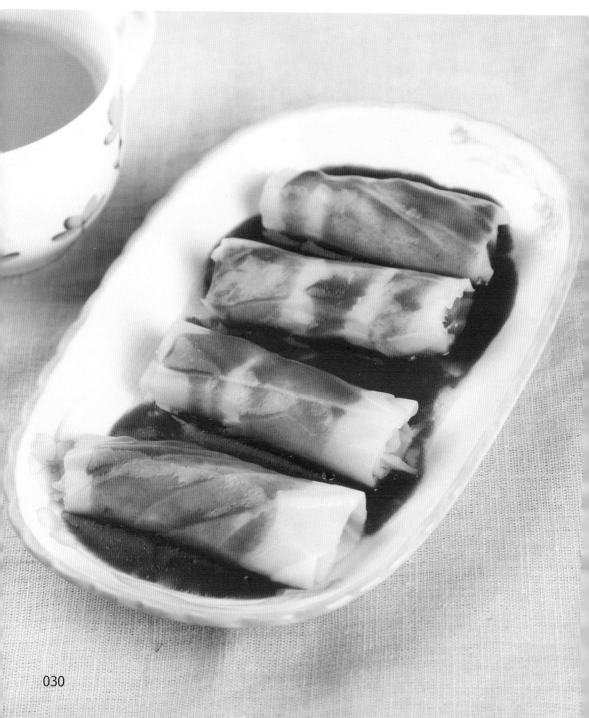

✿ 原料

肉末60克，包菜70克，西红柿75克，洋葱50克，蛋清40克，姜末少许

✿ 调料

盐2克，水淀粉适量，生粉、番茄酱各少许，食用油适量

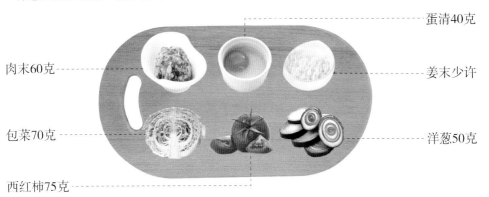

肉末60克

包菜70克

西红柿75克

蛋清40克

姜末少许

洋葱50克

✿ 做法

1. 锅中注入适量清水烧开，放入洗净的包菜拌匀，煮约2分钟至变软，捞出，沥干水分，放凉待用。

2. 洗好的西红柿去皮，切碎；洗净的洋葱切丁；放凉的包菜修整齐。

3. 取一大碗，放入西红柿、肉末、洋葱、少许姜末，加少许盐，淋入水淀粉，拌匀，制成馅料。

4. 蛋清中加入少许生粉，拌匀待用。

5. 取包菜，放入适量馅料，卷成卷。

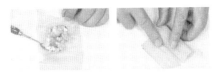

6. 用蛋清封口，制成数个生坯，装入蒸盘中，待用。

7. 蒸锅上火烧开，放入蒸盘，盖上盖，用中火蒸约20分钟后取出。

8. 用油起锅，加入少许番茄酱，炒匀。

9. 倒入少许清水，快速拌匀。

10. 淋入适量水淀粉拌匀，制成味料。

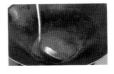

11. 关火后盛出味料，均匀地浇在包菜卷上即可。

美味再一道

酸辣包菜 ｜做法｜

将包菜洗净，切丝；油锅倒入蒜末、辣椒爆香，倒入包菜炒匀，淋入料酒，翻炒约1分钟；淋入少许清水，炒熟，转小火，加盐、味精、鸡粉、白醋，炒至入味；加水淀粉勾芡即可。

贴心小叮咛 将包菜煮至软后再卷成卷，这样才更易卷成形。

油菜

润肠通便、防癌抗癌

防癌抗癌原理

油菜富含的维生素C能阻止致癌物质亚硝胺的形成，同时能够抑制癌细胞的生长。油菜中含有大量的植物纤维素，能促进肠道蠕动，增加粪便的体积，缩短粪便在肠腔停留的时间，从而治疗便秘，预防肠道癌症。

食材档案

▼别名：芸薹、青江菜、上海青、油白菜、苦菜。

▼性味：性温，味辛。

▼归经：归肝、肺、脾经。

▼适用量：每日约150克。

▼抗癌有效成分：维生素C、维生素E、植物纤维素、硒。

食材的选购

购买时要挑选新鲜、油亮、无虫、无黄叶的嫩油菜，用两指轻轻一掐即断者为佳。

食用建议

①食用油菜时要现做现切，并用旺火爆炒，这样既可保持鲜脆，又可使其营养成分不被破坏。

②吃剩的熟油菜过夜后就不要再吃，以免造成亚硝酸盐沉积，易引发癌症。

③油菜不宜长时间保存，放在冰箱中可保存24小时左右。

宜　相宜食材搭配组合

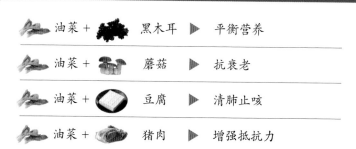

油菜 + 黑木耳 ▶ 平衡营养

油菜 + 蘑菇 ▶ 抗衰老

油菜 + 豆腐 ▶ 清肺止咳

油菜 + 猪肉 ▶ 增强抵抗力

玉米油菜汤

 油菜 + 玉米 = 强身健体、滋阴润燥

◎ **原料** 油菜120克，玉米段80克，胡萝卜块120克，高汤适量

◎ **调料** 盐2克，鸡粉2克，胡椒粉2克

◎ **做法**

1. 锅中注入适量清水，烧开，放入洗净的油菜，焯煮至断生，捞出，待用。

2. 砂锅中注入适量高汤烧开，倒入洗净的胡萝卜块和玉米段搅匀，盖上盖，烧开后转中火煮约20分钟至食材熟透。

3. 揭盖，加鸡粉、盐、胡椒粉调味，盛入碗中，用筷子把油菜夹入碗中即可。

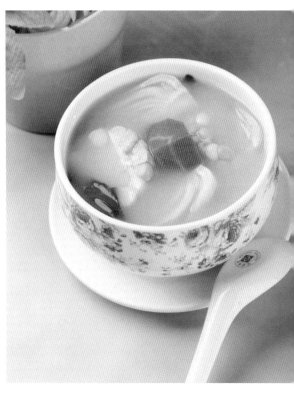

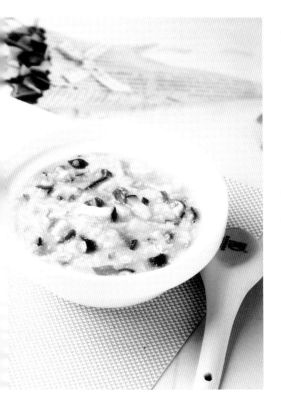

香菇蛋花油菜粥

 油菜 + 鸡蛋 = 安神助眠、促进食欲

◎ **原料** 水发香菇45克，油菜100克，水发大米150克，鸡蛋1个

◎ **调料** 盐3克，鸡粉2克，食用油适量

◎ **做法**

1. 洗净的油菜、香菇切粒；鸡蛋取蛋清。

2. 砂锅中注入适量清水烧开，倒入洗净的大米搅拌匀，烧开后用小火煮30分钟至熟。

3. 揭盖，放入香菇粒、油菜，加入适量食用油、盐、鸡粉，拌匀调味。

4. 倒入蛋清，搅拌均匀，略煮片刻。

5. 关火后盛出煮好的粥，装入碗中即可。

芹菜

补血健胃、降压防癌

食材档案

▼别名：蒲芹、香芹。

▼性味：性凉，味甘、辛。

▼归经：归肺、胃、肝经。

▼适用量：每日约200克。

▼抗癌有效成分：甘露醇、膳食纤维、维生素A、维生素C。

防癌抗癌原理

芹菜中的膳食纤维和甘露醇经过肠内的消化作用产生一种能够防癌、抗癌的抗氧化剂，同时加快粪便在肠内的运转时间，减少致癌物与结肠粘膜的接触，从而预防结肠癌。

食材的选购

挑选芹菜时，可以掐一下芹菜的茎部，易折断的为嫩芹菜，不易折断的为老芹菜。

食用建议

①贮存芹菜可以用保鲜膜将茎叶包严，根部朝下，竖直放入水中，水没过芹菜根部5厘米，可保持芹菜一周内不老不蔫。

②芹菜性凉，脾胃虚寒、肠滑不固者忌食。

食材清洗&刀工处理

 芹菜

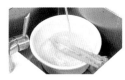

① 将去叶的芹菜放在盛有清水的盆中。

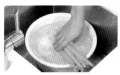

② 在水中加盐，拌匀后浸泡10~15分钟。

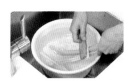

③ 用软毛刷刷洗芹菜梗，冲洗干净。

 芹菜

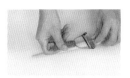

① 将芹菜梗的全部老茎刮去。

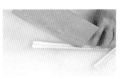

② 将较粗的芹菜梗纵向剖成两半。

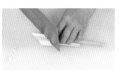

③ 将芹菜呈阶梯状摆好，切菱形片。

慈姑炒芹菜

◎ 做法

1. 洗好的慈姑切片；洗净的芹菜切段；洗好的彩椒去籽，切小块。

2. 锅中注入适量清水，烧开，放入盐、鸡粉，倒入彩椒、慈姑，搅匀，煮1分钟后捞出，沥干水分，待用。

3. 用油起锅，倒入蒜末、葱段，爆香。

小提示 ▶ 用蒜末、葱段爆香，可以将菜的香味逼出，使炒出来的菜式色泽更亮，味道更香。

4. 放入芹菜段，加入彩椒、慈姑炒匀，加盐、鸡粉，炒匀调味。

5. 倒入水淀粉快速翻炒均匀，关火后盛出，装入盘中即可。

芹菜 + 慈姑 = 利尿润肠、散热消结

◎ 原料 慈姑100克，芹菜100克，彩椒50克，蒜末、葱段各适量

◎ 调料 盐1克，鸡粉4克，水淀粉4毫升，食用油适量

美味再一道

香油芹菜 | 做法 |

将芹菜洗净，切长段，焯水；红椒洗净，切粒；碗中放入芹菜、红椒，加盐、鸡粉、白糖，淋芝麻油，用筷子拌匀入味，装入盘中即成。

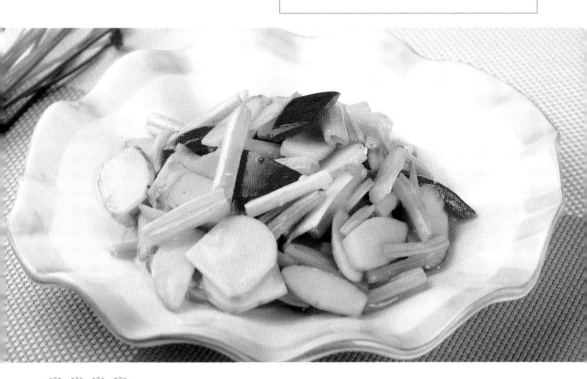

贴心小叮咛 慈姑口感爽脆，焯水的时间不宜过久，以免影响口感。

菠菜

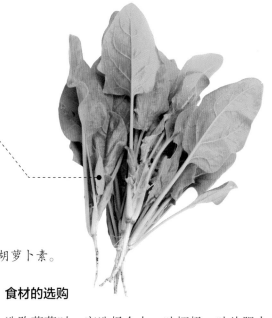

抑制癌细胞、防癌解毒

食材档案

- ▼别名：赤根菜、波斯菜、菠棱菜。
- ▼性味：性凉，味甘、辛。
- ▼归经：归大肠、小肠、胃经。
- ▼适用量：每天约150克。
- ▼抗癌有效成分：叶酸、叶绿素、β-胡萝卜素。

防癌抗癌原理

菠菜中含大量叶酸和维生素B₁₂，能有效预防肺癌，增强免疫力。菠菜含有β-胡萝卜素和维生素C，能阻断致癌物亚硝胺的合成，抑制人体对它的吸收。

食材的选购

选购菠菜时，宜选择个大、叶柄粗、叶片肥大的菠菜。最好不要选择色泽暗淡、叶子软塌、不鲜嫩的菠菜。

食用建议

①菠菜不宜煮太久，否则维生素损失太多。
②菠菜宜用油炒，可以使人体充分吸收β-胡萝卜素，有效阻止致癌物质亚硝胺的合成。

食材清洗&刀工处理

 菠菜

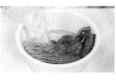
① 将菠菜切去根部，放进清水中。

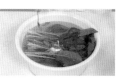
② 加盐，将菠菜浸泡约10分钟。

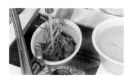
③ 将菠菜捞出，冲净，沥去水分即可。

 菠菜

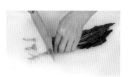
① 将菠菜放在砧板上，把根部切除。

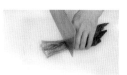
② 再将菠菜切成5～6厘米长的段。

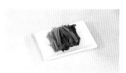
③ 将切好的菠菜装入盘中即可。

蒜香皮蛋菠菜

⬤ **原料** 去皮胡萝卜90克，菠菜250克，皮蛋1个，蒜头35克

⬤ **调料** 盐、鸡粉各2克，食用油适量

菠菜 ＋ 皮蛋 ＝ 止泻、醒酒、降压

⬤ **做法**

1. 洗净的胡萝卜修整成"凸"字型，改切成片。

2. 洗好的菠菜切长段。

3. 皮蛋去壳，切成瓣，改切成块。

 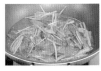

4. 锅中注入适量清水，烧开，倒入菠菜段，焯煮片刻至断生。

5. 关火后捞出焯煮好的菠菜段，沥干水分，装盘待用。

6. 用油起锅，倒入蒜头，爆香。

7. 放入胡萝卜片、皮蛋块，炒匀。

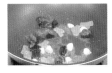 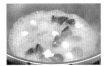

8. 注入适量清水，加入盐、鸡粉，拌匀。

9. 煮约2分钟至熟，稍稍搅拌至入味。

> **小提示** 用锅勺稍微搅拌食材，可使煮出的食材更入味。

10. 关火后盛出煮好的菜肴，浇在菠菜上即可。

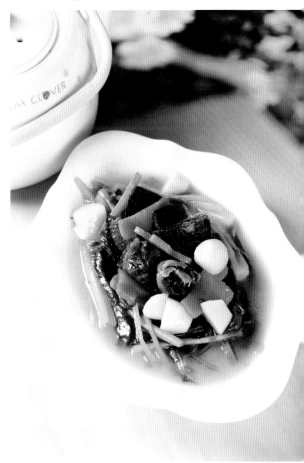

美味再一道

白灼菠菜 ｜做法｜

将菠菜洗净，去根部，焯水，摆盘；油锅加豉油炒香，加姜丝、红椒丝、鸡粉、白糖，煮沸，制成豉油汁，浇在菠菜上即可。

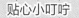 **贴心小叮咛** 菠菜焯煮好后可过一下凉水，这样口感更佳。

芥菜

排毒养颜、消脂防癌

防癌抗癌原理

芥菜含多种有抗氧化功效的营养素，如β-胡萝卜素、叶酸、多酚、异硫氰酸盐等，这些营养素能修复被损坏的细胞，避免细胞癌化。芥菜富含膳食纤维，可促进结肠蠕动，稀释毒素，降低致癌因子浓度，从而发挥防癌的作用。

食材档案

▼别名：芥、大芥、雪里蕻、皱叶芥。

▼性味：性温，味辛。

▼归经：归胃经。

▼适用量：每日约100克。

▼抗癌有效成分：膳食纤维、叶酸、多酚、异硫氰酸盐、β-胡萝卜素。

食材的选购

叶用芥菜要选择叶片完整、没有枯黄及开花现象者为佳。若是包心芥菜，则需注意叶柄没有软化现象，叶柄越肥厚越好。

食用建议

①芥菜不易腐坏，以纸张包裹后放在冰箱可保存约两周。

②芥菜类蔬菜常被制成腌制品食用，因腌制后含有大量的盐分，故高血压、血管硬化者应注意少食，以限制盐的摄入。

③芥菜性温，热性咳嗽患者，疮疖、目疾、痔疮、便血及内热偏盛者不宜食用芥菜。

宜 相宜食材搭配组合

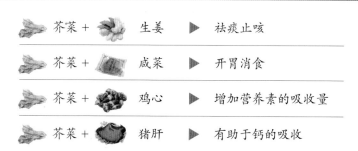

芥菜+	生姜	▶	祛痰止咳
芥菜+	咸菜	▶	开胃消食
芥菜+	鸡心	▶	增加营养素的吸收量
芥菜+	猪肝	▶	有助于钙的吸收

草菇扒芥菜

◎ **原料** 芥菜300克，草菇200克，胡萝卜片30克，蒜片少许

◎ **调料** 盐2克，鸡粉1克，生抽5毫升，水淀粉、芝麻油、食用油各适量

芥菜 ＋ 草菇 ＝ 消食祛热、补脾益气

◎ **做法**

1. 洗净的草菇切十字花刀，再切开。

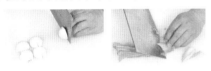

2. 洗好的芥菜留菜梗部分，切块。

3. 沸水锅中倒入切好的草菇，焯煮至断生后捞出。

4. 再倒入芥菜，加盐、食用油，焯煮至断生后捞出，沥干水分，摆盘待用。

5. 另起锅注油，倒入少许蒜片爆香，放入胡萝卜片，炒香。

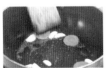 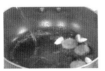

6. 加入生抽，炒匀，注入少许清水。

7. 倒入草菇，翻炒均匀，加入盐、鸡粉，炒匀。

8. 加盖，用中火焖5分钟至入味后用适量水淀粉勾芡。

9. 淋入适量芝麻油，炒匀至收汁，盛出菜肴，放在芥菜上即可。

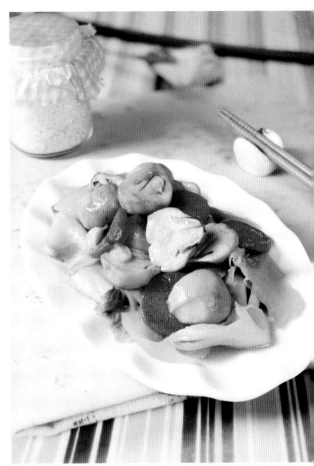

美味再一道

芥菜豆腐羹 │做法│

将芥菜洗净，切粒；豆腐块焯水；油锅加姜末爆香，倒入芥菜翻炒，淋入料酒、清水、煮沸，加盐、鸡粉，倒入豆腐块煮沸，勾芡即可。

 贴心小叮咛 **生抽本身有咸味和鲜味，可少放盐和鸡粉。**

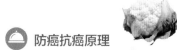

花菜

润肺解毒、预防癌症

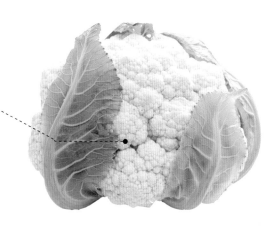

防癌抗癌原理

花菜中的硫代白萝卜素能促进人体细胞中酶的形成，有效抵御多种致癌物。花菜中的维生素C、维生素E能够抑制癌细胞的增殖，对大肠癌和肝癌有食疗功效。花菜含有癌细胞的抑制剂——吲哚类化合物和芳香异硫氰酸盐，能够有效地减少胃肠癌和呼吸道癌的发病率。花菜中含有的微量元素硒对胃癌有调理效果。

食材档案

▼ 别名：菜花、花椰菜、球花甘蓝。
▼ 性味：性凉，味甘。
▼ 归经：归胃、肝、肺经。
▼ 适用量：每次约300克。
▼ 抗癌有效成分：吲哚类化合物、硫代白萝卜素、异硫氰酸盐、维生素C、维生素E、硒。

食材的选购

选购花菜时以花球周边未散开、无异味、无毛花的为佳。

食用建议

①花菜对癌细胞的抑制率达90.8％，烹饪时应注意掌握火候，加热时间不宜过长，应采取大火快炒法，既可使花菜脆嫩清香，又可减少维生素C和吲哚类化合物的损失。
②花菜茎部的膳食纤维含量及营养价值优于花球部分，对防治大肠癌有良好的效果，所以食用时应将茎部与花球部分一起食用。

宜　相宜食材搭配组合

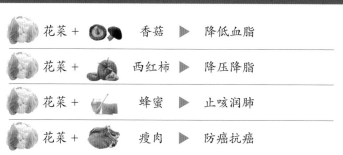

花菜 + 香菇	▶	降低血脂
花菜 + 西红柿	▶	降压降脂
花菜 + 蜂蜜	▶	止咳润肺
花菜 + 瘦肉	▶	防癌抗癌

凉拌花菜

花菜 + 大蒜 = 防癌抗癌、开胃消食

- **原料** 花菜300克，蒜末、葱花各少许
- **调料** 盐2克，鸡粉3克，辣椒油适量

做法

1. 锅中注入适量清水烧开，倒入处理好的花菜，煮约1分钟至其断生。

2. 关火后将焯煮好的花菜捞出，装入碗中，倒入适量清水。

3. 待其冷却后，倒出凉水。

4. 加入少许蒜末、葱花。

5. 放入盐、鸡粉、辣椒油，用筷子拌匀。

小提示 ▶ 将食材仔细拌匀，使其混合均匀，才能完全入味。

6. 盛入备好的盘中，撒上葱花即可。

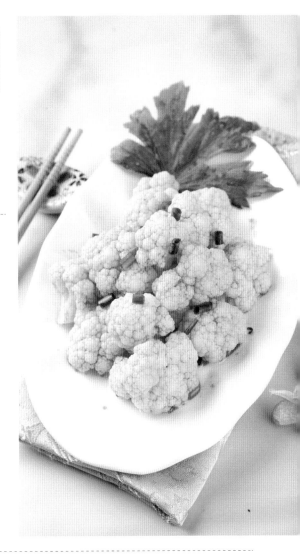

Step 1	Step 2	Step 3	Step 4
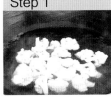	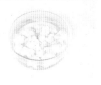		

Step 5	Step 6
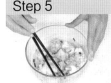	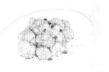

贴心小叮咛

花菜焯水的时间不要太久，以免太软，影响口感。

西蓝花

排毒瘦身、防癌抗癌

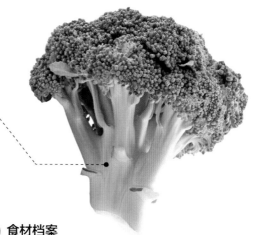

防癌抗癌原理

西蓝花中预防癌症最重要的成分是萝卜硫素，这种物质有提高致癌物解毒酶活性的作用，并帮助癌变细胞修复为正常细胞，可以有效降低乳腺癌、直肠癌、胃癌的发病率，还有杀菌和防止感染的功效。

食材档案

▼别名：绿菜花、青花菜、嫩茎花椰菜。
▼性味：性凉，味甘。
▼归经：归脾、肾、胃经。
▼适用量：每次约100克。
▼抗癌有效成分：萝卜硫素、维生素C、叶酸、维生素A、铁。

食材的选购

选购西蓝花时，以花蕾青绿、柔软和饱满，中央隆起的为佳。花球表面凹凸较少的、较轻的西蓝花才是优质的。

食用建议

①西蓝花煮后颜色会变得更鲜艳，但要注意的是，在烫西蓝花时，时间不宜太长，否则易失去脆感，拌出的菜也会大打折扣。
②如果对西蓝花里面的苦味比较敏感，可以试着在烹饪过程中加入酱油、柠檬汁或醋等调味品，或出锅前淋上少许蜂蜜、糖浆或果酱。

宜 相宜食材搭配组合

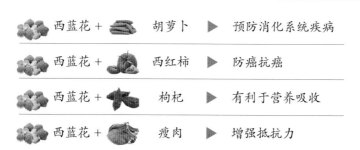

西蓝花 +	胡萝卜	▶	预防消化系统疾病
西蓝花 +	西红柿	▶	防癌抗癌
西蓝花 +	枸杞	▶	有利于营养吸收
西蓝花 +	瘦肉	▶	增强抵抗力

酱香西蓝花豆角

 西蓝花 ＋ 豆角 ＝ 祛湿补脾、防癌抗癌

☺ 原料 西蓝花230克，豆角段180克，熟五花肉片50克，红椒、青椒各30克，洋葱35克，姜片少许

☺ 调料 盐3克，鸡粉2克，水淀粉4毫升，豆瓣酱20克，食用油适量

 做法

1. 洗净的洋葱切成小块；青椒、红椒均切片。

2. 锅中注入适量清水烧开，放少许盐、食用油，放入豆角段，煮至断生，再加入西蓝花，煮至转色，全捞出，沥干水分。

小提示 将西蓝花焯水，或放入淡盐水中浸泡，都能更好地去除残留农药。

3. 用油起锅，放入少许姜片、熟五花肉片，炒香，放入豆瓣酱，炒匀。

4. 倒入豆角段和西蓝花，翻炒均匀。

5. 放盐、鸡粉，加少许清水，炒匀。

6. 加水淀粉勾芡，放入青红椒片、洋葱，炒匀，盛出装盘即可。

美味再一道

上汤西蓝花 ｜做法｜

将皮蛋切小块；西蓝花洗净，切朵，焯水；油锅放入姜丝、火腿片炒匀，淋料酒、上汤，放入皮蛋煮沸，加盐调味，加西蓝花拌匀即可。

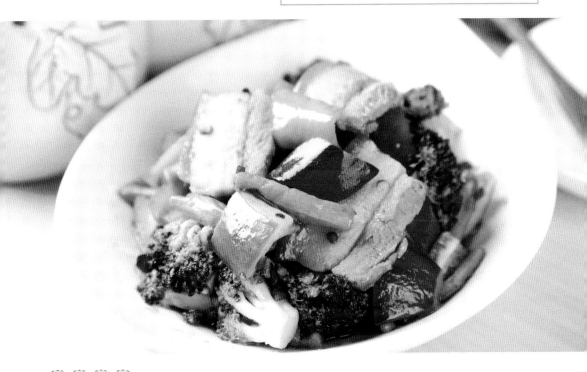

贴心小叮咛 蔬菜焯水时间不宜过长，焯至断生即可，以免影响口感。

胡萝卜

健脾和胃、明目防癌

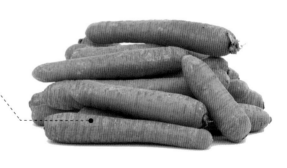

📇 食材档案

- ▼ 别名：红萝卜、金笋、丁香萝卜。
- ▼ 性味：性平，味甘、涩。
- ▼ 归经：归心、肺、脾、胃经。
- ▼ 适用量：每日约200克。
- ▼ 抗癌有效成分：萜、甾醇、维生素A、β-胡萝卜素、维生素C。

🍲 防癌抗癌原理

胡萝卜中含有的萜对致癌物有解毒作用。胡萝卜中的甾醇有抑制癌症的作用。胡萝卜中含有的β-胡萝卜素和维生素C，能阻断致癌物亚硝胺的合成，抑制人体对它的吸收。

🛒 食材的选购

选购胡萝卜时要选根粗大、心细小、质地脆嫩、外形完整的。

🍴 食用建议

①吸烟者可以每天食用胡萝卜或喝半杯胡萝卜汁，能够保护肺部，减少患肺癌的危险。
②用肉炖食胡萝卜，抗癌效果最好。

食材清洗 & 刀工处理

 胡萝卜

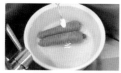

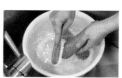

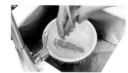

① 将胡萝卜放入清水中，加盐搅匀，浸泡15分钟。

② 用刷子刷洗胡萝卜表面。

③ 将胡萝卜放在流水下，用手搓洗干净，沥干水分即可。

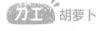 胡萝卜

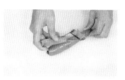

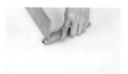

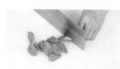

① 取洗净的胡萝卜，用刮皮刀去皮。

② 将胡萝卜去蒂。

③ 滚动胡萝卜，均匀地切成块状即可。

醋香胡萝卜丝

 +

胡萝卜 + 白芝麻 = 补血明目、祛风润肠

☺ **原料** 胡萝卜240克，包菜70克，熟白芝麻少许

☺ **调料** 盐2克，鸡粉2克，白糖3克，生抽3毫升，陈醋3毫升，亚麻籽油适量

☺ **做法**

1. 洗净的包菜切丝；洗净的胡萝卜去皮，切丝。

2. 锅中加水烧开，放入盐、亚麻籽油，倒入胡萝卜丝、包菜丝，煮约半分钟后捞出，沥干水分，装碗，加其余调料拌匀。

3. 将菜肴装盘，撒上熟白芝麻即可。

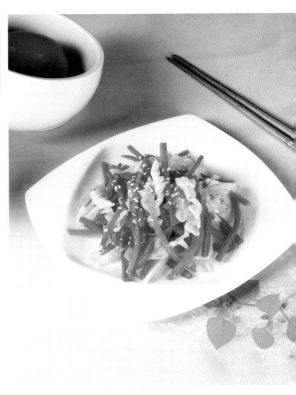

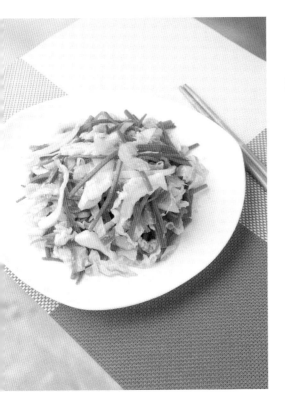

胡萝卜丝炒包菜

 +

胡萝卜 + 包菜 = 明目健脑、强身健体

☺ **原料** 胡萝卜150克，包菜200克，圆椒35克

☺ **调料** 盐、鸡粉各2克，食用油适量

☺ **做法**

1. 洗净去皮的胡萝卜切丝；洗好的圆椒切细丝；洗净的包菜去根部，切粗丝。

2. 用油起锅，倒入胡萝卜炒匀，放入包菜、圆椒，炒匀。

3. 注入少许清水，炒至食材断生。

4. 加入盐、鸡粉，炒匀调味，盛出即可。

白萝卜

对抗、抑制癌细胞

📋 食材档案

▼别名：莱菔、罗菔。

▼性味：性凉，味辛、甘。

▼归经：归肺、胃经。

▼适用量：每天约200克。

▼抗癌有效成分：木质素、吲哚类化合物、维生素C、膳食纤维、干扰素诱生剂。

🍽 防癌抗癌原理

白萝卜中含有的干扰素诱生剂可以刺激人体细胞产生干扰素，干扰病毒的复制、繁殖。白萝卜中的木质素可以提高人体巨噬细胞的活力，从而把整个癌细胞吞噬。

🛒 食材的选购

选购白萝卜时，要以个体大小均匀、根形圆整、表皮光滑的为优。

🍴 食用建议

①吃白萝卜必须细嚼，使白萝卜中的有效成分充分释放出来。

②吃白萝卜后半个小时不宜吃其他食物，防止其有效成分被稀释或干扰。

食材清洗&刀工处理

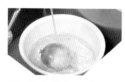

① 将白萝卜放在盆中，注入适量清水。

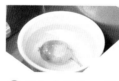

② 倒入少量盐，搅拌均匀，浸泡15分钟左右。

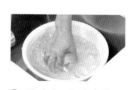

③ 捞出之后用清水冲洗干净，沥干水分即可。

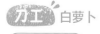

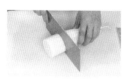

① 取洗净去皮的白萝卜，切成长段。

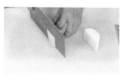

② 将白萝卜段竖放，切去弧形边缘。

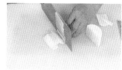

③ 将白萝卜平放后切成薄片即可。

白萝卜紫菜汤

白萝卜 ＋ 紫菜 ＝ 软坚散结、清热化痰

☺ **原料** 白萝卜200克，水发紫菜50克，陈皮10克，姜片少许

☺ **调料** 盐2克，鸡粉2克

☺ **做法**

1. 洗净去皮的白萝卜切丝；洗净泡软的陈皮切丝。

2. 锅中注水，大火烧热，放入姜片、陈皮，煮至沸腾，倒入白萝卜丝，搅拌片刻。

3. 倒入紫菜拌匀，盖上锅盖，煮约2分钟至熟后掀开锅盖，加入盐、鸡粉调味。

4. 关火后将煮好的汤盛出装入碗中即可。

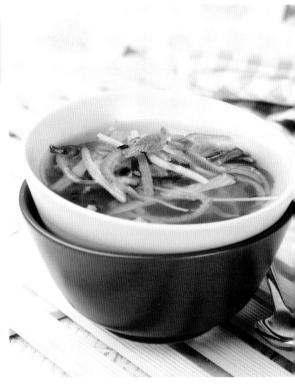

酱腌白萝卜

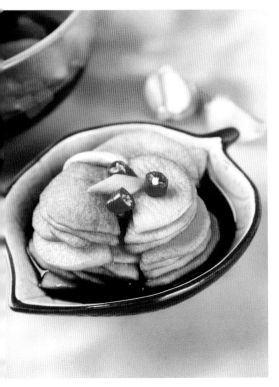

白萝卜 ＋ 朝天椒 ＝ 解毒生津、利尿通便

☺ **原料** 白萝卜350克，朝天椒圈、姜片、蒜头各少许

☺ **调料** 盐7克，白糖3克，生抽4毫升，老抽3毫升，陈醋3毫升

☺ **做法**

1. 将洗净去皮的白萝卜切片，装碗，加盐拌匀，腌渍20分钟，再加白糖，拌匀，再倒入适量清水，将白萝卜清洗一遍，待用。

2. 白萝卜加生抽、老抽、陈醋，再加清水拌匀，放入姜片、蒜头、朝天椒圈拌匀，用保鲜膜包裹密封好，腌渍24小时即可。

西红柿

抗氧化、提高免疫力

🉑 食材档案

▼别名：番茄、番李子、洋柿子、毛蜡果。

▼性味：性凉，味甘、酸。

▼归经：归肝、胃、肺经。

▼适用量：每天约150克。

▼抗癌有效成分：番茄红素、菌脂素、膳食纤维、维生素C。

🍱 防癌抗癌原理

体内番茄红素值低的人，患癌症的风险比体内番茄红素值高的人高3倍，因此，应多摄入富含番茄红素的西红柿。西红柿中的菌脂素具有高度抗氧化能力，可以增强人体免疫力。

🛒 食材的选购

选购西红柿时，要选颜色粉红，而且蒂的部位一定要圆润，如果蒂部再带着淡淡的青色，就是最沙最甜的了。

🍽 食用建议

①西红柿的果实营养丰富，具特殊风味，可以生食，煮食，加工制成番茄酱、汁或整果罐藏。

②越硬的西红柿植物激素使用越多。

食材清洗&刀工处理

 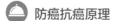西红柿

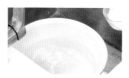

① 盆中放入适量清水，加入盐。

② 放入西红柿浸泡几分钟，用手搓洗表面，摘除蒂头。

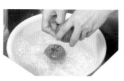 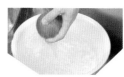

③ 用清水冲洗2～3遍，沥干水分即可。

西红柿

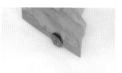

① 将洗净的西红柿的蒂部切除。

② 用刀将西红柿切成圆片，再切条。

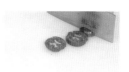 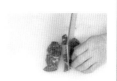

③ 将西红柿条摆放整齐，切成丁即可。

红椒西红柿炒花菜

西红柿 ＋ 花菜 ＝ 补血养颜、滋阴补虚

⊙ 做法

1. 洗净的花菜切小朵。
2. 洗好的西红柿切开，切小瓣。
3. 洗净的红椒切开，去籽，切成片。
4. 锅中注入适量清水烧开，倒入花菜，淋入少许食用油，拌匀，煮至断生。
5. 放入红椒，拌匀，略煮一会儿，捞出焯煮好的材料，沥干水分，待用。
6. 用油起锅，倒入焯过水的材料。

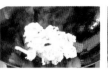

7. 放入西红柿，用大火快炒。
8. 加入盐、鸡粉、白糖、水淀粉，炒匀，至食材入味，关火后盛出即成。

◎ **原料** 花菜250克，西红柿120克，红椒10克

◎ **调料** 盐2克，鸡粉2克，白糖4克，水淀粉6毫升，食用油适量

美味再一道

西红柿炒鸡蛋 ｜做法｜

将西红柿洗净，切块；鸡蛋加盐、鸡粉、水淀粉，搅散；油锅中倒入蛋液拌匀，炒熟，装碗；油锅加姜、蒜末爆香，倒入西红柿炒1分钟，加盐、鸡粉、鸡蛋炒匀，用水淀粉勾芡即可。

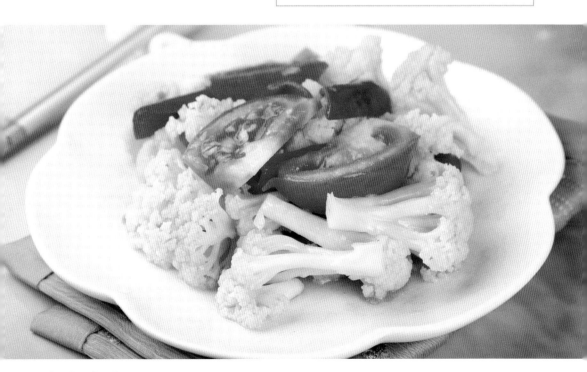

 花菜焯煮至变色的时候，就可以捞出来了。

西红柿滑蛋牛肉饭

西红柿 ＋ 鸡蛋 ＝ 延缓衰老、健脑益智

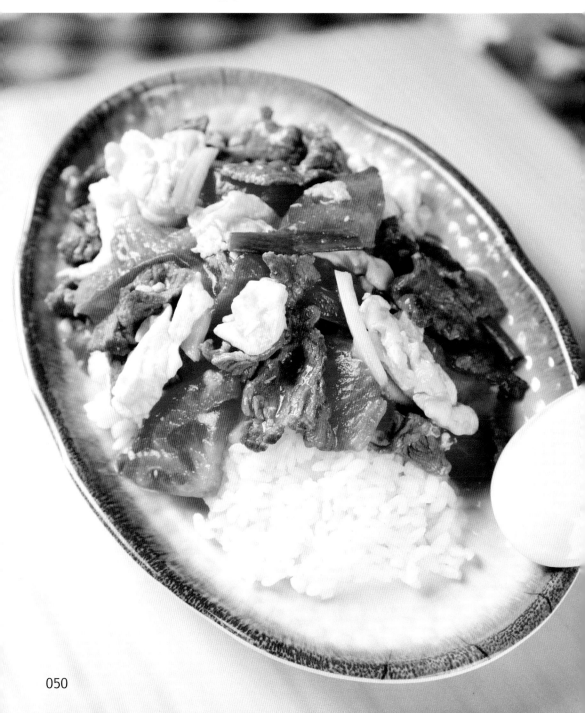

◎ 原料

热米饭220克，牛肉150克，蛋液45克，西红柿70克，葱段、姜片各少许

✿ 调料

料酒5毫升，盐3克，鸡粉、胡椒粉各少许，水淀粉、芝麻油、食用油各适量

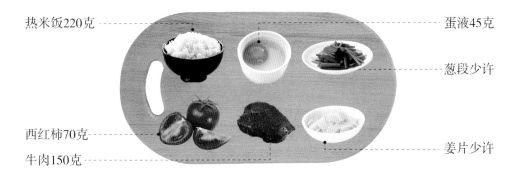

热米饭220克

蛋液45克

葱段少许

西红柿70克

牛肉150克

姜片少许

◎ 做法

1. 将洗净的西红柿切片，改切块。

2. 洗好的牛肉切片，装入碗中，加入少许盐、料酒、胡椒粉，倒入适量水淀粉，拌匀，注入少许食用油，腌渍约5分钟，待用。

 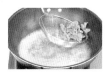

3. 锅中注入适量清水烧开，倒入腌渍好的牛肉片，拌匀，余煮一会儿，去除血渍，捞出食材，沥干水分，待用。

4. 锅置火上，注入少许清水烧沸，倒入备好的蛋液，炒至六七成熟，关火后盛出，待用。

5. 用油起锅，撒上姜片，爆香，倒入余过水的牛肉片，炒匀。

6. 淋入适量料酒，炒香，注入适量清水，大火煮沸。

7. 加少许盐、鸡粉，倒入切好的西红柿，放入炒过的鸡蛋，炒散炒匀。

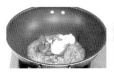

8. 用水淀粉勾芡，撒上葱段。

9. 滴上芝麻油，翻炒一会儿，至食材熟透，关火待用。

10. 取一盘子，放入备好的热米饭，再盛入锅中的食材，摆好盘即可。

美味再一道

西红柿汁 | 做法 |

锅中注水烧开，放入洗净的西红柿烫至表皮皱裂，捞出，过凉水后去皮，切小块；榨汁机中倒入西红柿，加水，榨成西红柿汁，装入杯中即成。

贴心小叮咛　牛肉腌渍的时间不宜太长，以免丢失肉质的韧劲。

茄子

活血化瘀、保肝防癌

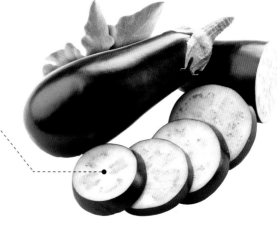

🔔 防癌抗癌原理

茄子富含的龙葵碱能抑制癌细胞的增殖，具有抗癌功效。茄子含有的花色苷是黄酮类的一种，具有抗氧化、抗肿瘤的作用。食用茄子可以使消化液分泌增加，消化道运动增强，因此对防治胃癌有一定的疗效。

🔖 食材档案

▼ 别名：茄瓜、白茄、紫茄、昆仑瓜、落苏矮瓜。
▼ 性味：性凉，味甘。
▼ 归经：归脾、胃、大肠经。
▼ 适用量：每日约250克。
▼ 抗癌有效成分：龙葵碱、叶绿素、花色苷、膳食纤维。

🛒 食材的选购

选购茄子时要挑选均匀周正、老嫩适度、表皮完好、皮薄、子少、肉厚、细嫩者为佳。

🍽 食用建议

①茄子的表皮覆盖着一层蜡质，具有保护茄子的作用，一旦蜡质层被冲刷掉，茄子就容易因受到微生物侵害而腐烂变质。
②茄子性凉，虚寒腹泻、皮肤疮疡患者以及孕妇慎食。

宜 相宜食材搭配组合

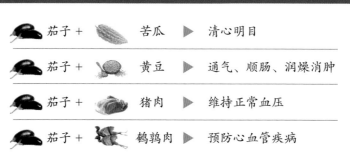

茄子 + 苦瓜	▶	清心明目
茄子 + 黄豆	▶	通气、顺肠、润燥消肿
茄子 + 猪肉	▶	维持正常血压
茄子 + 鹌鹑肉	▶	预防心血管疾病

手撕茄子

茄子 ＋ 大蒜 ＝ 增强抵抗力、提神醒脑

☺ **原料** 茄子段120克，蒜末少许

☺ **调料** 盐、鸡粉各2克，白糖少许，生抽3毫升，陈醋8毫升，芝麻油适量

☺ **做法**

1. 蒸锅上火烧开，放入洗净的茄子段，盖上盖，中火蒸约30分钟后取出。

2. 将茄子放凉，撕成细条状，装碗，加盐、白糖、鸡粉、生抽、陈醋、芝麻油、蒜末，快速搅拌至入味。

3. 将拌好的菜肴盛入盘中，摆好盘即可。

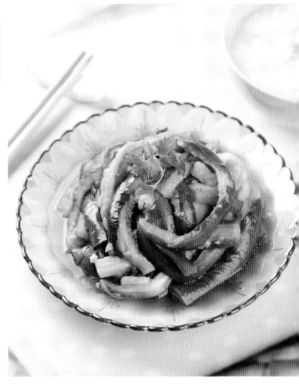

东北酱茄子

茄子 ＋ 葱 ＝ 开胃消食、缓解疲劳

☺ **原料** 茄子600克，葱段15克，蒜末10克

☺ **调料** 黄豆酱20克，鸡粉2克，白糖2克，水淀粉10毫升，食用油适量

☺ **做法**

1. 洗净的茄子切条，放入六成熟油锅中炸至微黄，捞出，沥干油。

2. 锅底留油，倒入蒜末、黄豆酱炒香。

3. 倒入清水，加入鸡粉、白糖，搅匀调味。

4. 倒入茄子、葱段，翻炒均匀，再倒入水淀粉，大火收汁，盛出装盘即可。

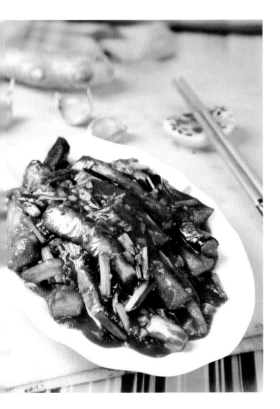

莴笋

消脂减肥、降压防癌

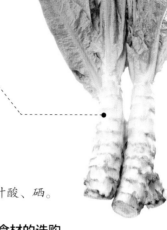

食材档案

- ▼别名：莴苣、白苣、莴菜、千金菜。
- ▼性味：性凉，味甘、苦。
- ▼归经：归胃、膀胱经。
- ▼适用量：每天约200克。
- ▼抗癌有效成分：维生素、胡萝卜素、叶酸、硒。

防癌抗癌原理

莴笋中含有多种维生素和胡萝卜素、叶酸以及钙、铁、磷、钾、钠、铜、镁、锌、硒等矿物质。经常食用莴笋，可开通疏利、消积下气、利尿通乳、防癌抗癌、宽肠通便。

食材的选购

选购莴笋时，以茎粗大、中下部稍粗或呈棒状，颜色呈浅绿色，外表整齐洁净，基部不带毛根，叶片距离较短的为最佳。

食用建议

将莴笋放入盛有凉水的器皿内，水淹至莴笋主干1/3处，放置室内3～5天，叶子仍呈绿色，莴笋主干仍然很新鲜，削皮后炒吃还鲜嫩可口。

食材清洗&刀工处理

 莴笋

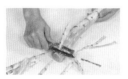

①将莴笋削皮，切除根部，切成两截。

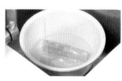

②放进淡盐水中，浸泡10分钟左右。

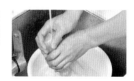

③捞起后用清水冲洗2～3遍，沥干水分即可。

 莴笋

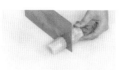

①取一截莴笋，从中间切成两截。

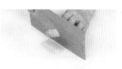

②将两截莴笋段全部切成薄片。

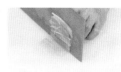

③将莴笋片摆整齐，切成细丝即可。

香辣莴笋丝

莴笋 ＋ 红椒 ＝ 开胃消食、提神醒脑

⚙ **原料** 莴笋340克，红椒35克，蒜末少许

⚙ **调料** 盐2克，鸡粉2克，白糖2克，生抽3毫升，辣椒油、亚麻籽油各适量

⚙ **做法**

1. 洗净去皮的莴笋切片，改切丝。

2. 洗净的红椒去籽，切成丝。

3. 锅中注入适量清水烧开，放入适量盐、亚麻籽油。

4. 放入莴笋，拌匀，略煮。

5. 加入红椒，搅拌，煮约1分钟至断生。

6. 把煮好的莴笋和红椒捞出，沥干水分。

7. 将莴笋和红椒装入碗中，加入蒜末。

> **小提示** 将食材全部水分沥干，可以让拌出来的食材口感更脆爽。

8. 加入盐、鸡粉、白糖、生抽、辣椒油、亚麻籽油，拌匀，装盘即可。

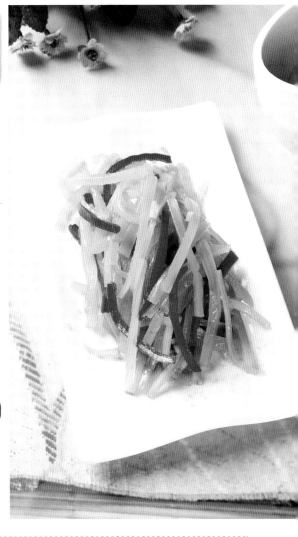

Step 1
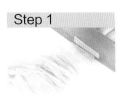

Step 2
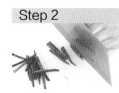

Step 3
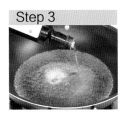

Step 4
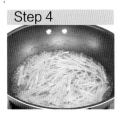

Step 5
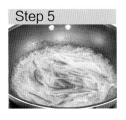

Step 6
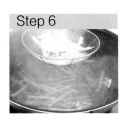

Step 7

Step 8
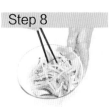

芦笋

修复变异癌细胞

食材档案

▼**别名**：青芦笋。

▼**性味**：性凉，味甘、苦。

▼**归经**：归肺经。

▼**适用量**：每天约150克。

▼**抗癌有效成分**：硒、黄酮类物质、叶酸、组蛋白、维生素C。

防癌抗癌原理

芦笋含有的多种黄酮类物质能诱导体内多种酶的活性，促进致癌物的转化。芦笋中含有的硒对胃癌有防治效果。芦笋中的组蛋白能修复变异的癌细胞，防止癌细胞扩散。

食材的选购

选购时，要选择形状正直、一折即断的新鲜芦笋，因为新鲜芦笋的抗癌效果最佳。

食用建议

①芦笋的嘌呤含量较高，痛风患者不宜多吃。

②芦笋不宜生吃，也不宜存放超过一周。如果不能马上食用，用报纸卷好，放在冰箱冷藏室可维持两三天。

食材清洗&刀工处理

 芦笋

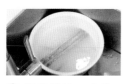

① 将芦笋放入淡盐水中，浸泡15分钟。

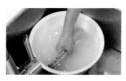

② 用手抓洗芦笋。

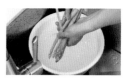

③ 将芦笋放在流水下冲洗，再沥干水分即可。

 芦笋

① 取芦笋，切断笋尖，再纵向切开。

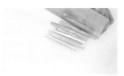

② 将芦笋切成均匀的条状。

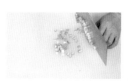

③ 将笋条摆放整齐，用刀切成丁即可。

扇贝肉炒芦笋

芦笋 + 扇贝 = 降低血脂、明目健脑

✿ **原料** 芦笋95克，红椒40克，扇贝肉145克，红葱头55克，蒜末少许

✿ **调料** 盐、胡椒粉、鸡粉各2克，水淀粉、花椒油各5毫升，料酒10毫升，食用油适量

✿ **做法**

1. 洗净的芦笋切斜段，焯水；洗好的红椒切丁；洗净的红葱头切片。

2. 蒜末、红葱头入油锅炒香，放入洗净的扇贝肉炒匀，淋料酒，倒入芦笋、红椒炒匀，加盐、鸡粉、胡椒粉、水淀粉炒匀，加水稍煮，淋花椒油炒入味即可。

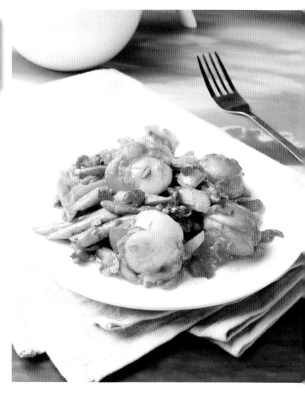

芦笋虾仁粥

芦笋 + 虾仁 = 滋阴养血、补肾强精

✿ **原料** 水发大米100克，芦笋85克，虾仁70克，姜丝、葱花各少许

✿ **调料** 盐3克，鸡粉2克，胡椒粉、水淀粉、芝麻油各适量

✿ **做法**

1. 洗净的芦笋切段；洗好的虾仁去虾线，加盐、鸡粉、水淀粉拌匀，腌渍10分钟。

2. 锅注水烧开，倒入大米，煮沸后小火煮30分钟，加姜丝、虾仁、芦笋，大火煮熟。

3. 加盐、鸡粉、胡椒粉、芝麻油调味，续煮片刻，盛出装碗，撒葱花即成。

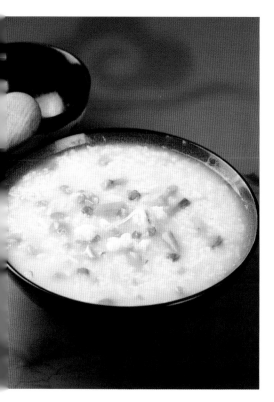

竹笋

增强体质、防癌抗癌

🔔 防癌抗癌原理

竹笋含有人体所需的多种氨基酸，是高蛋白、高纤维的食物，其所含的矿物质镁，具有一定的防癌、抗癌功效。肥胖者和动脉硬化、高血压、冠心病、糖尿病患者常吃竹笋有调病防癌的功效。

📇 食材档案

▼别名：笋、闽笋。

▼性味：性微寒，味甘。

▼归经：归胃、大肠经。

▼适用量：每次约200克。

▼抗癌有效成分：氨基酸、膳食纤维、镁、竹笋多糖。

🛒 食材的选购

选购竹笋时，竹笋节与节之间的距离要近，距离越近的笋越嫩；外壳色泽鲜黄或淡黄略带粉红，笋壳完整且饱满光洁的为佳。

🍴 食用建议

①竹笋适宜在低温条件下保存，但不宜保存过久，否则质地变老，会影响口感，建议保存1周左右。

②竹笋一年四季皆有，但唯有春笋、冬笋味道最佳。烹调时无论是凉拌、煎炒还是熬汤，均鲜嫩清香。

宜 相宜食材搭配组合

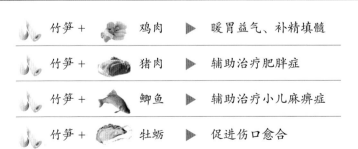

竹笋 + 鸡肉 ▶	暖胃益气、补精填髓
竹笋 + 猪肉 ▶	辅助治疗肥胖症
竹笋 + 鲫鱼 ▶	辅助治疗小儿麻痹症
竹笋 + 牡蛎 ▶	促进伤口愈合

凉拌竹笋尖

竹笋 ＋ 红椒 ＝ 开胃消食、滋阴润燥

☻ **原料** 竹笋129克，红椒25克

✿ **调料** 盐2克，白醋5毫升，鸡粉、白糖各少许

☻ **做法**

1. 去皮洗好的竹笋切片，再切成小块。

2. 将洗净的红椒切开，去籽，再切成丝，备用。

3. 锅中注入适量清水烧开，倒入竹笋，搅拌均匀，煮至变软。

小提示 食用竹笋前先用沸水焯一下，可以去除竹笋中的草酸。

4. 放入红椒，煮至食材断生，捞出焯煮好的材料，沥干水分，待用。

5. 将焯好水的竹笋、红椒都装入碗中，加入盐、少许鸡粉。

6. 再放入少许白糖、白醋，搅拌至食材入味，装入盘中即可。

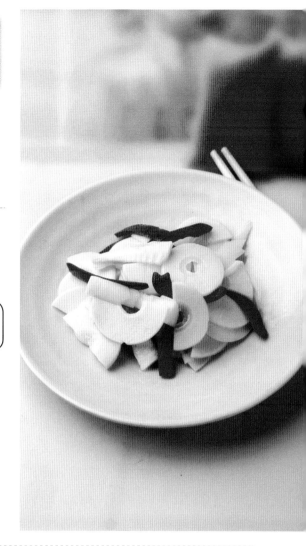

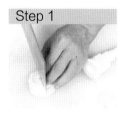
Step 1

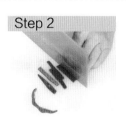
Step 2

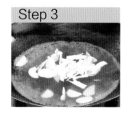
Step 3

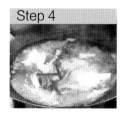
Step 4

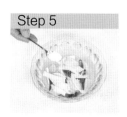
Step 5

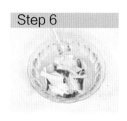
Step 6

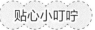
贴心小叮咛

竹笋焯水的时间不宜过长，以免破坏其脆嫩的口感。

红薯

润肠、通便、防癌

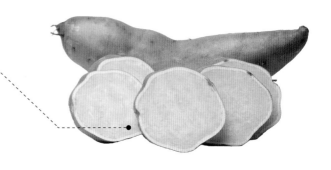

防癌抗癌原理

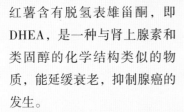

红薯含有脱氢表雄甾酮，即DHEA，是一种与肾上腺素和类固醇的化学结构类似的物质，能延缓衰老，抑制腺癌的发生。

食材档案

▼别名：番薯、甘薯、山芋、金薯、甜薯。

▼性味：性平、微凉，味甘。

▼归经：归脾、胃经。

▼适用量：每次约200克。

▼抗癌有效成分：脱氢表雄甾酮、维生素C、胡萝卜素、膳食纤维。

食材的选购

选购红薯要优先挑选纺锤形状、表面光滑、没有霉味的。烂红薯和发霉的红薯都有毒，发芽的红薯口感很差。

食用建议

①红薯吃多了容易腹胀，将少量明矾和食盐溶解于适量清水中，把生红薯切成块浸入水中，十几分钟后捞起红薯洗净蒸煮，可防止或减轻腹胀。

②红薯不宜与土豆放在一起，否则红薯容易硬心，土豆也易发芽。红薯要干燥贮存，不宜放在塑料袋中。

宜 相宜食材搭配组合

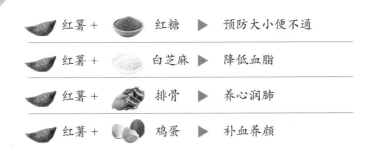

红薯 + 红糖	▶	预防大小便不通
红薯 + 白芝麻	▶	降低血脂
红薯 + 排骨	▶	养心润肺
红薯 + 鸡蛋	▶	补血养颜

红薯饼

 润肠通便、排毒养颜

❀ **原料** 红薯片240克，澄面40克，糯米粉60克，吉士粉适量

❀ **调料** 白糖30克，猪油10克

❀ **做法**

1. 把红薯片放入烧开的蒸锅中，盖上盖，用大火蒸约7分钟至熟，取出。

2. 将蒸好的红薯片装入碗中，捣烂。

3. 放入白糖、糯米粉，搅拌均匀。

4. 再加入澄面、适量吉士粉，拌匀，再加入猪油，搅拌匀。

5. 将拌好的材料倒在案台上，继续加糯米粉、澄面、揉搓成面团。

6. 将面团揉搓成长条，分成三等份的小剂子。

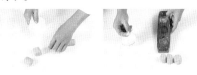

7. 在饼模内部撒入适量澄面。

8. 放入小剂子，压平，脱模，即成红薯饼生坯。

9. 将红薯饼生坯放入烧开的蒸锅中，盖上盖，用中火蒸约6分钟至熟。

小提示 红薯最好彻底蒸熟透再食用，以免引起肠胃不适。

10. 揭盖，将蒸好的红薯饼取出，装入盘中即可。

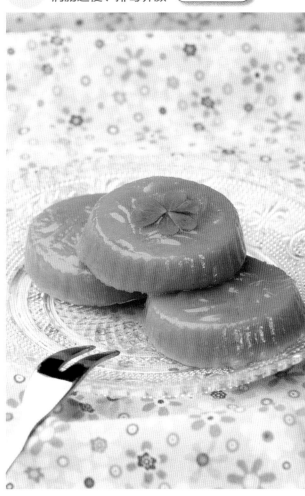

美味再一道

红薯饭 　|做法|

将红薯去皮，洗净，切丁；大米淘洗干净，盛入电饭锅内胆，放入红薯丁，加水没过食材，用正常煲饭的程序，煲出红薯饭即可。

贴心小叮咛 **红薯有甜味，因此不宜放太多糖。**

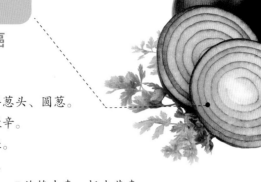

洋葱

降脂降压、降糖防癌

📖 食材档案

▼ 别名：玉葱、葱头、洋葱头、圆葱。

▼ 性味：性温，味甘、微辛。

▼ 归经：归肝、胃、肺经。

▼ 适用量：每天约150克。

▼ 抗癌有效成分：硒、肽、B族维生素、栎皮黄素。

🍽 防癌抗癌原理

洋葱中含有微量元素硒和肽，能促进机体产生谷胱甘肽，既能抑制癌细胞的生长，又能降低癌症发生率。洋葱含有大量的抗变异原性物质，这种物质能抑制致癌物变异原的产生。

🛒 食材的选购

选购洋葱时，可根据外形、颜色、软硬来判断其品质优劣。要以球体完整、没有裂开或损伤、表皮完整光滑、外层保护膜较多的为佳。

🍴 食用建议

洋葱宜凉拌生吃或者快炒，不宜久炒，因为洋葱里的有效抗癌成分容易在高温下失去活性，从而失去抗癌效果。

食材清洗 & 刀工处理

清洗 洋葱

① 将浸泡好的洋葱捞出，切去两头。

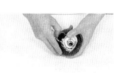
② 剥去外面的老皮。

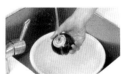
③ 用流水冲洗干净，沥干水分即可。

刀工 洋葱

① 将洋葱切四瓣，切去不平整的边角。

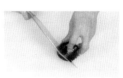
② 将洋葱切口向下放好，纵向切几刀。

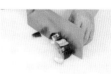
③ 将洋葱横向切成2厘米宽的小块即可。

洋葱拌西红柿

洋葱 + 西红柿 = 补血补虚、益气润燥

☺ **原料** 洋葱85克，西红柿70克

☺ **调料** 白糖4克，白醋10毫升

☺ **做法**

1. 将洗净的洋葱切成丝；洗好的西红柿去蒂，切成瓣。

2. 把洋葱丝装入碗中，加入白糖、白醋，搅至糖溶，腌渍约20分钟，放入盘中。

3. 在一个干净的碗中倒入西红柿，搅拌匀后装入盘中即可。

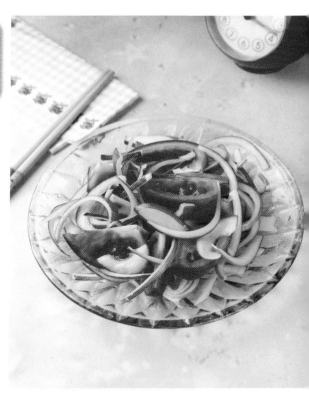

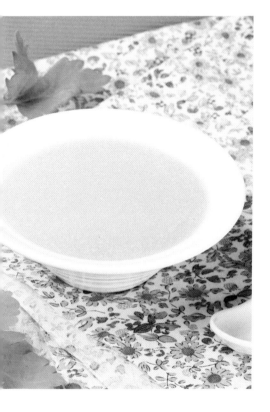

土豆洋葱浓汤

洋葱 + 土豆 = 润肠通便、美容瘦身

☺ **原料** 去皮土豆100克，白洋葱90克，西芹75克，口蘑40克，高汤130毫升

☺ **调料** 盐1克，食用油适量

☺ **做法**

1. 洗净去皮的土豆切粒；洗好的口蘑、白洋葱、西芹均切粒。

2. 用油起锅，倒入白洋葱炒香，再放入口蘑、西芹、土豆炒匀，注入高汤，大火煮开后转小火煮15分钟至熟，盛出放凉。

3. 取榨汁机，将蔬菜汤榨汁30秒后再倒入锅中，大火煮开后加盐调味即可。

黄瓜

利水解毒、清热防癌

📋 食材档案

- ▼别名：胡瓜、青瓜。
- ▼性味：性凉，味甘。
- ▼归经：归肺、大肠经。
- ▼适用量：每天约200克。
- ▼抗癌有效成分：葫芦素C、苦味素、丙氨酸、精氨酸、谷氨酰胺。

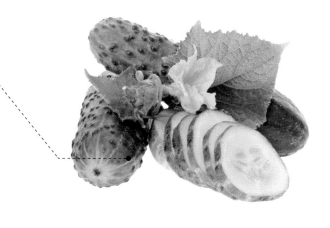

🍽 防癌抗癌原理

黄瓜含有的葫芦素C具有抗肿瘤的作用。黄瓜中所含的丙氨酸、精氨酸和谷氨酰胺对肝癌患者很有好处。此外，黄瓜尾部含有较多的苦味素，有抗癌的作用。

🛒 食材的选购

一般来说，带刺、挂白霜的黄瓜为新摘的鲜瓜，瓜鲜绿、有纵棱的是嫩瓜。瓜条肚大、尖头、细脖的崎形瓜，是发育不良或存放时间较长而变老所致。

🍴 食用建议

吃煮黄瓜最合适的时间是在晚饭前，一定要注意，要在吃其他饭菜前食用。

食材清洗&刀工处理

 黄瓜

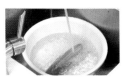
①将黄瓜放入盆中，简单冲洗一下。

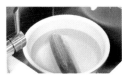
②加少量盐，搅拌匀，浸泡15分钟。

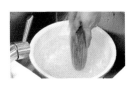
③用清水冲洗干净，沥干水分即可。

 黄瓜

①将黄瓜一分为二，再切成粗条。

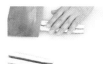
②用平刀法去除黄瓜的瓤。

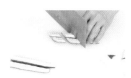
③将黄瓜条斜刀切成菱形块即可。

木耳拍黄瓜

黄瓜 ＋ 黑木耳 ＝ 润燥排毒、利水消肿

❂ **原料** 黄瓜500克，水发木耳80克，蒜末、红椒丝、葱花各少许

❂ **调料** 盐2克，鸡粉2克，陈醋、辣椒油、芝麻油各适量

❂ **做法**

1. 将洗净的黄瓜拍破，切段。

2. 锅中注入适量清水烧开，放入木耳，煮约1分30秒至熟后捞出，备用。

3. 取碗，放入蒜末、红椒丝、葱花，倒入陈醋、辣椒油、芝麻油、盐、鸡粉拌匀，放入木耳、黄瓜拌匀后盛盘即可。

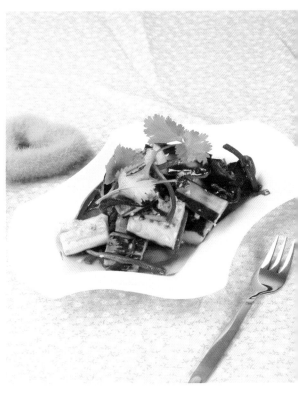

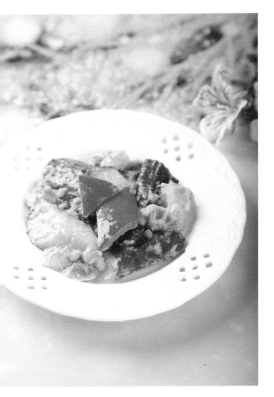

咸蛋黄炒黄瓜

黄瓜 ＋ 咸蛋黄 ＝ 滋阴补虚、促进食欲

❂ **原料** 黄瓜160克，彩椒12克，熟蛋黄60克，高汤70毫升

❂ **调料** 盐、胡椒粉各少许，鸡粉2克，水淀粉、食用油各适量

❂ **做法**

1. 将洗净的黄瓜去瓤，斜刀切段；洗好的彩椒切菱形片；熟蛋黄切小块。

2. 用油起锅，倒入黄瓜、彩椒片炒匀，注入高汤，放入熟蛋黄，炒匀，用小火焖约5分钟后加少许盐、鸡粉、胡椒粉调味，用适量水淀粉勾芡，关火后盛出装盘即可。

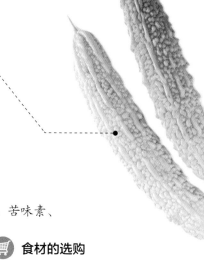

苦瓜

抑制癌细胞生长、扩散

食材档案

▼别名：凉瓜、癞瓜。

▼性味：性寒，味苦。

▼归经：归脾、胃、心、肝经。

▼适用量：每天约50克。

▼抗癌有效成分：胰蛋白酶抑制剂、苦味素、膳食纤维、维生素B$_{17}$、维生素C。

防癌抗癌原理

苦瓜中的胰蛋白酶抑制剂可通过抑制癌细胞分泌蛋白酶来阻止恶性肿瘤的生长。苦瓜中的维生素B$_{17}$的主要成分氰化物对癌细胞能产生较强杀伤力。

食材的选购

苦瓜应选择表皮完整、无病虫害、有光泽、头厚尾尖，纹路分布直立、深而均匀的。纹路密的苦瓜苦味浓，纹路宽的苦瓜苦味淡。苦瓜以绿色和浓绿色品种的苦味最浓，绿白色次之。

食用建议

若苦瓜出现黄化则已过熟，果肉柔软不够脆，失去了苦瓜应有的口感。

食材清洗&刀工处理

 清洗 苦瓜

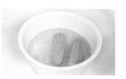

① 将苦瓜放盆里，倒入适量清水。

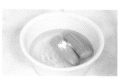

② 加少量盐，搅匀，将苦瓜浸泡10~15分钟。

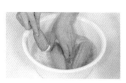

③ 用毛刷刷洗苦瓜表面，再冲洗干净即可。

 刀工 苦瓜

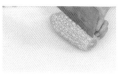

① 将苦瓜纵向对半切开，一分为二。

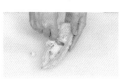

② 用小勺将苦瓜的瓤刮除干净。

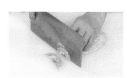

③ 将苦瓜切成半月形即可。

黑蒜炒苦瓜

苦瓜 ＋ 黑蒜 ＝ 杀菌消毒、利水消肿

☀ **原料** 黑蒜70克，苦瓜200克，豆豉30克，彩椒65克，姜片、蒜片、葱段各少许

☀ **调料** 盐2克，鸡粉3克，芝麻油5毫升，水淀粉、食用油各适量

☀ **做法**

1. 洗净的苦瓜去籽，切厚片。

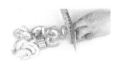 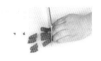

2. 洗好的彩椒切粗条，改切成块。

3. 锅中注入适量清水烧开，加入盐，倒入苦瓜片，焯煮片刻至断生。

4. 关火，捞出焯煮好的苦瓜片，沥干水分，装盘备用。

5. 用油起锅，倒入蒜片、姜片，爆香。

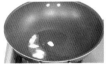 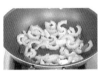

6. 放入豆豉、苦瓜片、彩椒块，炒匀。

7. 倒入黑蒜，炒匀。

8. 加入盐、鸡粉，炒匀。

9. 放入葱段，加入水淀粉、芝麻油。

小提示 加水淀粉勾芡，可以最大限度地保留住食材的美味。不喜欢勾芡的人也可以去掉。

10. 翻炒约2分钟至熟，盛出装盘即可。

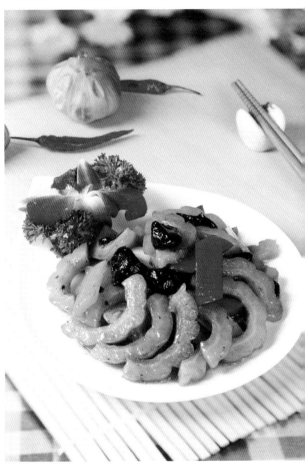

美味再一道

清炒苦瓜　　|做法|

将苦瓜洗净，去瓤，切片，放入加了食粉的沸水中焯熟，捞出；油锅中倒入苦瓜炒匀，加盐、味精、白糖调味，倒入水淀粉勾芡即可。

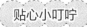 焯煮苦瓜时加入少许盐，可以去除苦瓜的苦味。

黄豆芽

防癌排毒、抗氧化

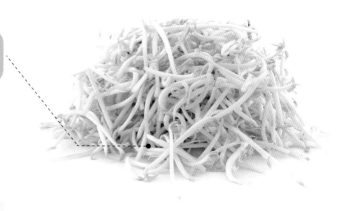

 防癌抗癌原理

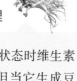

当黄豆处于豆类状态时维生素C的含量很低，但当它生成豆芽后，维生素C的含量就变得十分丰富，具有强大的抗癌作用；黄豆芽还含有能抑制肿瘤的干扰素诱生剂。

食材档案

▼别名：如意菜、银牙。

▼性味：性凉，味甘。

▼归经：归脾、大肠经。

▼适用量：每次约200克。

▼抗癌有效成分：矿物质、酶、干扰素诱生剂、B族维生素、维生素C、维生素E。

食材的选购

正常的黄豆芽呈黄色，较绿豆芽粗，水分适中，无异味。不正常的颜色发白，豆粒发蓝，芽茎粗壮，水分较多，有化肥的味道。购买黄豆芽时选5~6厘米长的为好。

食用建议

①食用黄豆芽时，将黄豆芽嚼烂再咽下去有助于维生素C的吸收。

②在防癌保健的黄豆芽药膳食疗中，要选择有根的黄豆芽。

③由于黄豆芽性寒，所以慢性腹泻及脾胃虚寒者不宜食用。

宜 相宜食材搭配组合

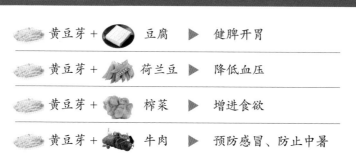

黄豆芽 + 豆腐 ▶ 健脾开胃

黄豆芽 + 荷兰豆 ▶ 降低血压

黄豆芽 + 榨菜 ▶ 增进食欲

黄豆芽 + 牛肉 ▶ 预防感冒、防止中暑

素炒黄豆芽

黄豆芽 + 红椒 = 开胃消食、增强食欲

✿ **原料** 黄豆芽150克，青椒、红椒各40克，姜片、蒜末、葱段各适量

✿ **调料** 盐、鸡粉各2克，料酒3毫升，水淀粉少许，食用油适量

✿ **做法**

1. 洗好的红椒、青椒均去籽，切丝。

2. 用油起锅，放入适量姜片、蒜末爆香。

3. 倒入青椒、红椒、黄豆芽，炒匀。

4. 放入盐、鸡粉，淋入料酒，放入葱段，翻炒至食材熟软、入味。

5. 用少许水淀粉勾芡后盛出，装盘即可。

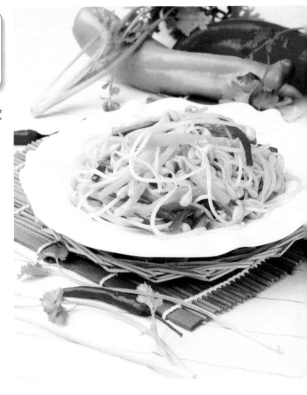

黄豆芽炒莴笋

黄豆芽 + 莴笋 = 利尿通乳、消积下气

✿ **原料** 黄豆芽90克，莴笋160克，彩椒50克，蒜末、葱段各少许。

✿ **调料** 盐3克，鸡粉2克，料酒10毫升，水淀粉4毫升，食用油适量

✿ **做法**

1. 洗净去皮的莴笋切丝；洗好的彩椒切丝。

2. 锅中注水烧开，加盐、食用油，倒入莴笋丝、彩椒丝略煮后全部捞出，待用。

3. 锅中加油烧热，放入蒜末、葱段爆香，倒入黄豆芽炒匀，淋料酒，放入莴笋、彩椒翻炒，加盐、鸡粉、水淀粉炒匀即可。

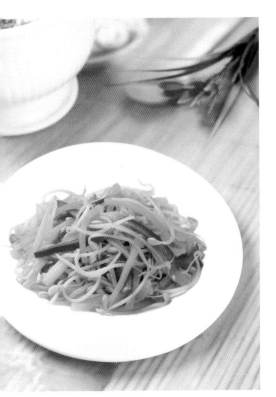

青椒

抗氧化、消脂抗癌

 食材档案

▼ 别名：甜椒、大椒、菜椒、灯笼椒、柿子椒。

▼ 性味：性热，味辛。

▼ 归经：归心、脾经。

▼ 适用量：每天约100克。

▼ 抗癌有效成分：辣椒素、维生素C。

防癌抗癌原理

青椒的有效成分辣椒素是一种抗氧化物质，可阻止癌细胞的新陈代谢，终止细胞组织的癌变过程，降低癌症的发生率。青椒强烈的香辣味能刺激唾液和胃液的分泌，增加食欲。

食材的选购

作为鲜食的青椒应以大小均匀而脆嫩新鲜的为上品。质量好的青椒表皮有光泽、无破损、无皱缩、无虫蛀，形态丰满。

食用建议

小孩及中老年人在服用钙片前后2小时内应尽量避免食用菠菜、青椒、香菜等含草酸较多的食物，会影响钙质的吸收。

食材清洗&刀工处理

 青椒

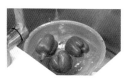
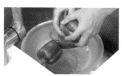
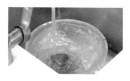

① 将青椒放入盐水中浸泡5分钟。

② 将青椒去蒂，凹陷处冲洗一下。

③ 再用清水将青椒冲洗干净即可。

 青椒

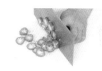

① 将青椒放在砧板上，切去辣椒蒂。

② 用刀直接顶刀切成圈状。

③ 将青椒全部切成圈状即可。

青椒炒土豆丝

青椒 ＋ 土豆 ＝ 增强食欲、减肥瘦身

✿ **原料** 青椒60克，土豆300克，猪瘦肉150克，胡萝卜适量，蒜末、姜丝各少许

✿ **调料** 盐、鸡粉各2克，料酒3毫升，生抽4毫升，生粉、食用油各适量

✿ **做法**

1. 洗净去皮的胡萝卜、土豆均切丝；洗净的青椒切丝；洗好的猪瘦肉切丝。

2. 把瘦肉装碗，加盐、鸡粉、料酒、生抽、生粉、食用油拌匀，腌渍10分钟至入味，备用。

3. 用油起锅，放入少许蒜末爆香，倒入腌好的肉丝，炒至变色。

4. 放入胡萝卜丝、少许姜丝，炒匀，放入青椒丝，炒匀。

5. 倒入切好的土豆丝，翻炒匀。

6. 加入盐、鸡粉、料酒，炒匀后盛出，装入盘中即可。

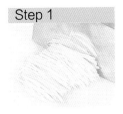
Step 1

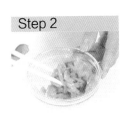
Step 2

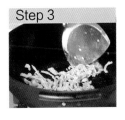
Step 3

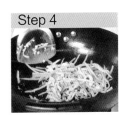
Step 4

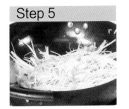
Step 5

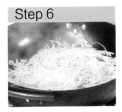
Step 6

贴心小叮咛

在起锅前用少许水淀粉勾芡可使菜肴的口感更佳。

茄子拌青椒

青椒 ＋ 茄子 ＝ 清心明目、益气壮阳

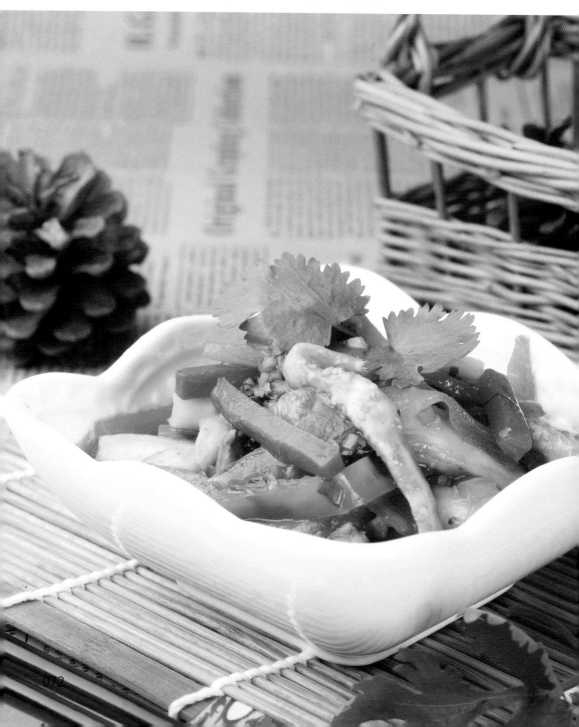

❂ 原料

青椒150克，茄子200克，胡萝卜适量，蒜末、姜末、香菜末、葱花各少许

❂ 调料

黄豆酱45克，盐、鸡粉各2克，蚝油5克，料酒5毫升，芝麻油2毫升，生抽3毫升，食用油适量

茄子200克 ----- 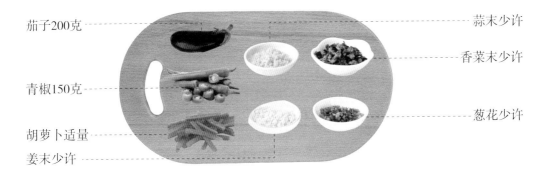 ----- 蒜末少许

香菜末少许

青椒150克 -----

胡萝卜适量 -----
姜末少许 -----

葱花少许

❂ 做法

1. 洗净去皮的茄子切段，再切成条。

2. 洗好的胡萝卜切片，再切成条。

3. 将洗净的青椒切段，对半切开，再切成条。

4. 将切好的食材装入蒸盘里，备用。

5. 将蒸盘放入烧开的蒸锅中，盖上盖，用大火蒸10分钟至食材熟透，待用。

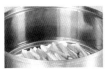 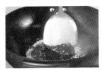

6. 用油起锅，放入少许姜末、蒜末、黄豆酱，爆香。

7. 放入料酒、盐、鸡粉、蚝油，炒匀。

小提示 ▶ 料酒可以帮助提香，蚝油可使食材更入味。

8. 倒入适量清水，拌匀，煮至沸。

9. 加入少许生抽，拌匀，调成味汁，盛

出，装入碗中。

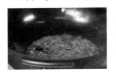

10. 在碗中加入香菜末、葱花、芝麻油，拌匀。

11. 取出蒸好的茄子、青椒和胡萝卜，倒入大碗中，淋上调好的味汁，拌匀后盛出，装盘即可。

美味再一道

豉香青椒 ｜做法｜

锅中加入水烧开，倒入洗净的八角、桂皮、香叶、豆豉酱，加生抽、盐、鸡粉、味精、老抽，小火煮约10分钟，制成卤水，倒入洗净的青椒，浸泡约8分钟，取出，装入盘中即成。

贴心小叮咛 若喜欢酸的，可以在味汁中倒入适量陈醋。

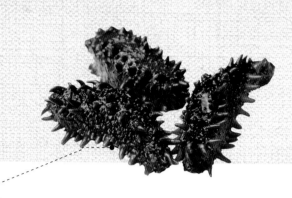

02 Aquatic product

水产类

海参

补肾养颜、防癌抗衰

防癌抗癌原理

海参所含的维生素A能阻止致癌物亚硝胺的形成，B族维生素可以阻止化学致癌物的致癌作用，维生素C能够通过增强细胞间质来防癌，维生素E具有抗氧化作用。海参还含有大量硒，可以增强人体免疫力，有效防癌抗癌。

食材档案

▼别名：海男子、刺参。

▼性味：性温，味甘、咸。

▼归经：归心、脾、肺、肾经。

▼适用量：每次约20克。

▼抗癌有效成分：维生素A、B族维生素、维生素C、维生素E、硒。

食材的选购

优质的海参，参体为黑褐色、鲜亮、呈半透明状，参体内外膨胀均匀，呈圆形，肌肉薄厚均匀，内部无硬心，手持参的一头颤动有弹性，肉刺完整。

食用建议

发好的海参用凉水浸泡，不要沾油或放入不结冰的冰箱中，不能再冷冻，否则会影响海参质量。

宜 相宜食材搭配组合

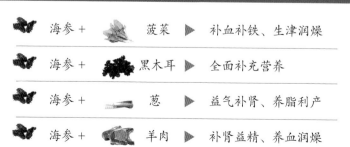

海参 + 菠菜	▶	补血补铁、生津润燥
海参 + 黑木耳	▶	全面补充营养
海参 + 葱	▶	益气补肾、养脂利产
海参 + 羊肉	▶	补肾益精、养血润燥

海参炒时蔬

海参 + 西芹 = 降低血压、滋阴补虚

⚙ 原料 西芹20克，胡萝卜150克，水发海参100克，百合80克，姜片、葱段各少许，高汤适量

⚙ 调料 盐3克，鸡粉2克，水淀粉、料酒、蚝油、芝麻油、食用油各适量

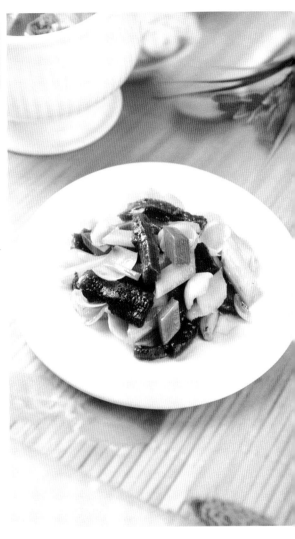

⚙ 做法

1. 洗净的西芹切小段。

2. 洗好去皮的胡萝卜切小块。

3. 锅中注入适量清水烧开，倒入胡萝卜、西芹、百合，略煮后捞出，备用。

4. 用油起锅，放入少许姜片、葱段，倒入洗净切好的海参，注入适量高汤。

5. 加入盐、鸡粉、蚝油，淋入料酒，拌匀，略煮一会儿。

6. 倒入西芹、胡萝卜、百合，炒匀。

7. 倒入适量水淀粉勾芡。

8. 淋入适量芝麻油炒匀，盛出装盘即可。

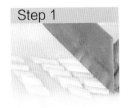

Step 1

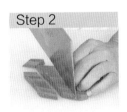

Step 2

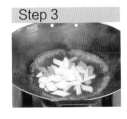

Step 3

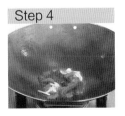

Step 4

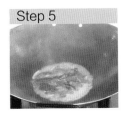

Step 5

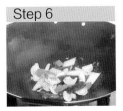

Step 6

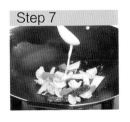

Step 7

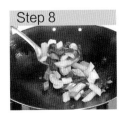

Step 8

菌菇烩海参

海参 ＋ 西蓝花 ＝ 防癌抗癌、降压降脂

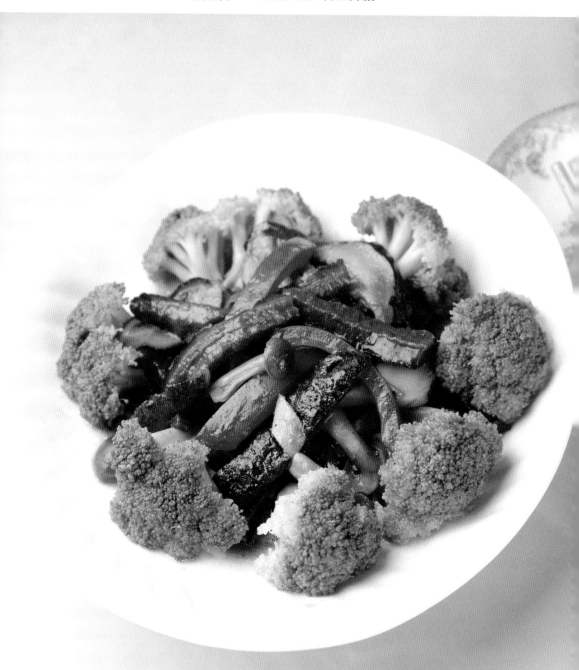

⊙ 原料

水发海参85克，鸡腿菇35克，西蓝花120克，蟹味菇30克，水发香菇40克，彩椒15克，姜片、葱段各少许，高汤120毫升

✿ 调料

盐、鸡粉各2克，白糖、胡椒粉各少许，料酒4毫升，生抽5毫升，芝麻油、水淀粉、食用油各适量

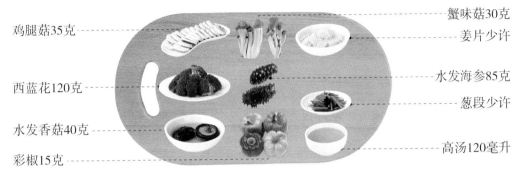

鸡腿菇35克
西蓝花120克
水发香菇40克
彩椒15克

蟹味菇30克
姜片少许
水发海参85克
葱段少许
高汤120毫升

◎ 做法

1. 将洗净的鸡腿菇、彩椒均切粗条；洗好的蟹味菇去根部；洗净的香菇切斜刀片；洗净的西蓝花切小朵；洗好的海参切粗条。

2. 锅中注水烧开，放入西蓝花，加少许盐拌匀，煮约2分钟后捞出，沥干水分，待用。

小提示 西蓝花事先用沸水焯煮，既可以保持色泽，又能去除异味、涩味和草酸等。

3. 用油起锅，放入姜片、葱段爆香。

4. 倒入鸡腿菇、蟹味菇、香菇片，炒匀，淋料酒炒香。

5. 注入高汤，加生抽、盐、鸡粉、白糖。

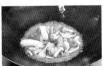 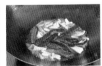

6. 倒入海参，大火略煮，再转小火焖15

分钟，至食材熟透。

7. 揭盖，倒入彩椒丝，撒上少许胡椒粉，淋适量芝麻油。

8. 炒匀，倒入适量水淀粉，用大火快炒，至汤汁收浓。

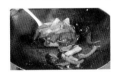

9. 关火后盛出锅中的菜肴，装入盘中，用焯熟的西蓝花围边即可。

美味再一道

海参粥 | 做法 |

将海参洗净，去除内脏，切丝，余去腥味；砂锅注水烧热，倒入洗好的粳米，大火煮开后转小火煮40分钟，加盐、鸡粉，放入海参、姜丝，续煮10分钟至食材入味即可。

贴心小叮咛 海参可用温水泡发，这样可以更彻底地清除其中的杂质。

海蜇

排毒清肠、防癌抗癌

防癌抗癌原理

海蜇含丰富的维生素，有清热解毒、化痰软坚、降压消肿等功效，可促进上皮形成，扩张血管，降低血压，防治动脉粥样硬化，还能清理肠胃，排出体内毒素，也可预防肿瘤的发生，抑制癌细胞的生长。

食材档案

▼ 别名：水母、蛴海、白皮子、海蛇。
▼ 性味：性平，味甘、咸。
▼ 归经：归肝、肾经。
▼ 适用量：每次约40克。
▼ 抗癌有效成分：水母素、维生素B_1、维生素B_2、维生素B_3。

食材的选购

海蜇越陈，质量越好，质感又脆又嫩。新海蜇潮湿、柔嫩，无结晶状盐粒或矾质，色泽较为鲜艳发亮；陈海蜇却与此相反。挑选海蜇时，注意不要选风干的，海蜇风干后再用水泡也不能恢复原状，且发轫变老，口感较差。

食用建议

①食用新鲜海蜇时要注意，新鲜海蜇有毒，必须用食盐、明矾腌制，浸渍去毒，滤去水分，然后再烹调。
②有异味的海蜇已经腐烂变质，勿食。

宜 相宜食材搭配组合

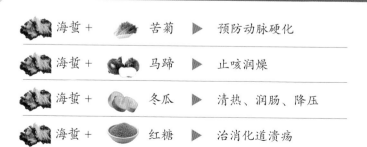

海蜇 +	苦菊 ▶	预防动脉硬化
海蜇 +	马蹄 ▶	止咳润燥
海蜇 +	冬瓜 ▶	清热、润肠、降压
海蜇 +	红糖 ▶	治消化道溃疡

老虎菜拌海蜇

海蜇 ＋ 黄瓜 ＝ 利水消肿、清热解毒

☘ **原料** 海蜇皮250克，青椒、红椒、香菜各少许，黄瓜、洋葱、西红柿各150克

☘ **调料** 生抽5毫升，陈醋5毫升，白糖3克，芝麻油3毫升，辣椒油3毫升

☘ **做法**

1. 洗净的西红柿切片；洗净的黄瓜、青椒、红椒、洋葱均切丝。

2. 海蜇皮余水后装碗，加生抽、陈醋、白糖、芝麻油、辣椒油、少许香菜拌匀。

3. 取一个盘子，摆上西红柿、洋葱、黄瓜，放上青椒、红椒，倒入拌好的海蜇皮。

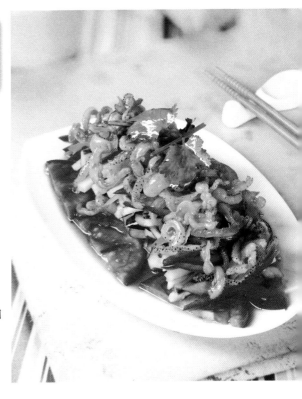

海蜇拌魔芋丝

海蜇 ＋ 魔芋 ＝ 排毒养颜、利尿通便

☘ **原料** 海蜇丝120克，魔芋丝140克，彩椒70克，蒜末少许

☘ **调料** 盐、鸡粉各少许，白糖3克，芝麻油2毫升，陈醋5毫升

☘ **做法**

1. 洗净的彩椒切条，备用。

2. 锅中注水烧开，倒入洗净的海蜇丝煮半分钟，加入魔芋丝煮半分钟，再放入彩椒略煮，全部捞出，沥干水分，装碗，放入少许蒜末、盐、鸡粉、白糖、芝麻油、陈醋拌匀后盛出，装入盘中即可。

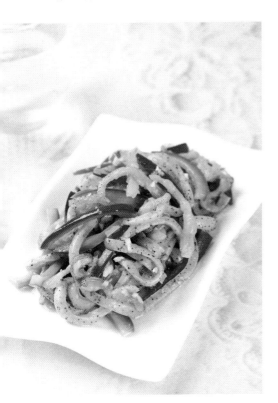

带鱼

防癌抗癌、降脂消脂

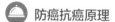

食材档案

- ▼别名：裙带鱼、海刀鱼、刀鱼、鞭鱼、白带鱼。
- ▼性味：性温，味甘。
- ▼归经：归肝、脾经。
- ▼适用量：每次约100克。
- ▼抗癌有效成分：不饱和脂肪酸、6-硫代鸟嘌呤。

防癌抗癌原理

带鱼的脂肪多为不饱和脂肪酸，可有效降低胆固醇、增强皮肤表面细胞活力。带鱼全身的鳞和银白色油脂层中含有抗癌成分6-硫代鸟嘌呤，可以辅助治疗白血病、胃癌、淋巴肿瘤等。

食材的选购

注意挑选体表富有光泽、全身鳞全、翅全、无破肚和断头现象、眼球饱满、角膜透明、鱼肉厚实、富有弹性、每条重量在0.5千克以上的。

食用建议

带鱼为发物，有疥疮、湿疹、皮肤过敏、癌症、红斑性狼疮、痈疖疔毒、淋巴结核、支气管哮喘等病症者忌食。

食材清洗&刀工处理

 带鱼

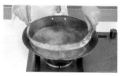

① 将带鱼洗净，放入烧开的水中约45秒钟，捞出。

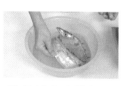

② 将捞出的带鱼放入装有清水的盆内，将白膜搓洗干净。

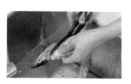

③ 将鱼肚剪开，取出内脏、黑膜，去掉鱼鳍、头尾，洗净。

 带鱼

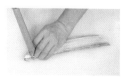

① 取洗净的带鱼一条，将一端切整齐。

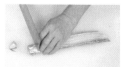

② 选择合适的宽度切块。

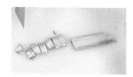

③ 把整条带鱼依次均匀地切成块即可。

带鱼烧白萝卜丝

带鱼 ＋ 白萝卜 ＝ 促进消化、消食除胀

⊙ **原料** 白萝卜150克，带鱼段300克，姜片、葱段、蒜末各少许

⊙ **调料** 料酒5毫升，生抽5毫升，盐2克，鸡粉2克，蚝油5克，食用油适量

✿ 做法

1. 洗净去皮的白萝卜切成丝，备用。
2. 锅中倒入适量食用油，烧至六成热，放入带鱼段，炸至金黄色。
3. 将炸好的带鱼捞出，沥干油，备用。
4. 锅底留油，放入少许姜片、蒜末、葱段，爆香。
5. 倒入炸好的带鱼，淋入料酒、生抽。
6. 注入适量清水，加入盐、蚝油，炒匀调味。
7. 倒入白萝卜丝，快速翻炒片刻。
8. 盖上锅盖，转小火焖20分钟。
9. 揭开锅盖，加入鸡粉，翻炒均匀。
10. 放入葱段，翻炒均匀，盛出装盘。

美味再一道

香煎带鱼 ｜做法｜

将带鱼宰杀处理干净，切段，加料酒、盐、味精、白糖、鸡粉、葱花、姜片拌匀，腌渍10分钟；热锅注油，放入带鱼煎至两面金黄，淋生抽提鲜即可。

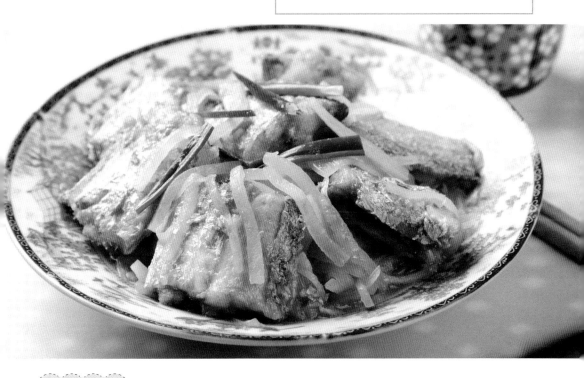

贴心小叮咛　炸带鱼时要分次倒入鱼块，以免鱼肉粘在一起。

泥鳅

强身健体、防癌抗癌

食材档案

▼别名：鳅鱼、黄鳅。

▼性味：性平，味甘。

▼归经：归脾、肝、肾经。

▼适用量：每次约100克。

▼抗癌有效成分：核苷、磷酸葡萄糖变位酶、维生素。

防癌抗癌原理

泥鳅含蛋白质高，脂肪和胆固醇很少，且体内含有丰富的核苷，核苷是各种疫苗的主要成分，能提高身体的抗病毒能力。此外，泥鳅中所含的磷酸葡萄糖变位酶对肝癌有很好的辅助治疗作用。

食材的选购

新鲜的泥鳅身体无损伤，鱼皮上有透明黏液，且呈现出光泽，眼睛凸起，肉质坚实有弹性。

食用建议

把新买回的活泥鳅用清水漂一下，捞起放进一个不漏气的塑料袋里（袋内先装一点水），将袋口用橡皮筋或细绳扎紧，放进冰箱的冷冻室里冷冻，长时间存放，都不会死掉。

食材清洗&刀工处理

 清洗 泥鳅

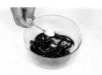

① 在容器中加清水，放入泥鳅，加入少许盐，放置15分钟。

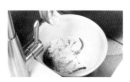

② 将泥鳅捞出来，放进盆里，加适量淀粉，搅匀。

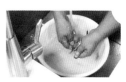

③ 往盆里注入清水，用手搓洗泥鳅，再用清水冲洗干净即可。

 刀工 泥鳅

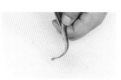

① 从泥鳅颈部开始用剪刀将腹部剪开。

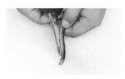

② 将整个腹部剪开。

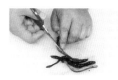

③ 剪开所有的泥鳅即可。

酱炖泥鳅鱼

泥鳅 + 辣椒 = 补中益气、养肾固精

原料 净泥鳅350克，姜片、葱段、蒜片各少许，干辣椒8克

调料 盐2克，水淀粉、芝麻油、食用油各适量，啤酒160毫升，辣椒酱12克，黄豆酱20克

做法

1. 用油起锅，倒入处理干净的泥鳅煎香。

2. 至食材断生后盛出，待用。

3. 锅留底油烧热，撒上少许姜片、葱白，倒入少许蒜片，爆香。

4. 放入干辣椒、黄豆酱、辣椒酱炒出香味。

5. 炒出香辣味，注入啤酒，倒入煎过的泥鳅，加入少许盐，拌匀。

6. 盖上锅盖，转小火煮约15分钟。

7. 揭盖，倒入葱叶，用适量水淀粉勾芡，滴入适量芝麻油，炒匀，至汤汁收浓。

8. 关火后盛出焖好的菜肴，装在盘中即可。

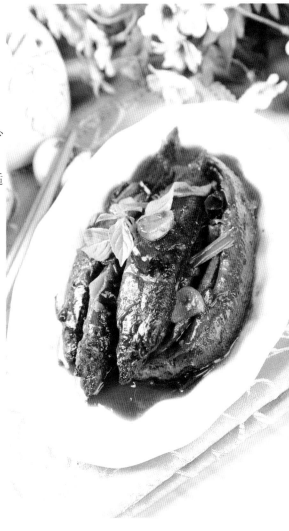

Step 1
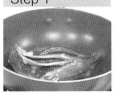

Step 2
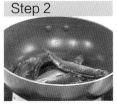

Step 3
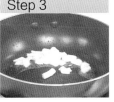

Step 4
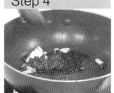

Step 5
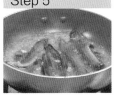

Step 6
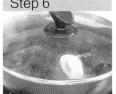

Step 7
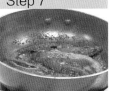

Step 8
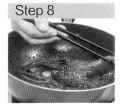

田螺

阻断细胞癌变、抗癌

防癌抗癌原理

田螺中含有多种维生素，如维生素A、维生素B$_1$、维生素B$_2$、维生素D等，均有不同程度的防癌、抗癌作用，不仅可直接阻断细胞癌变，还能调节帮助人体代谢、防止癌症伤害的关键酶，从而有效地发挥抗癌作用。

食材档案

▼别名：黄螺、田中螺。
▼性味：性寒，味甘。
▼归经：归脾、胃、肝、大肠经。
▼适用量：每次约40克。
▼抗癌有效成分：钙、维生素。

食材的选购

新鲜的田螺个头大、体圆、壳薄。挑选田螺时，用小指尖往掩盖上轻轻压一下，有弹性的就是活螺。

食用建议

①食用螺类应该烧煮10分钟以上，以防止病菌和寄生虫感染。只有螺口上部很小的部分是可食用的螺肉，应丢掉下部的五脏。
②漂洗过的田螺先放到锅中煮熟，然后用保鲜膜密封，放入冰箱冷藏。

宜　相宜食材搭配组合

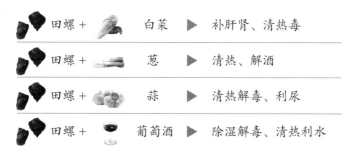

田螺 +	白菜	▶	补肝肾、清热毒
田螺 +	葱	▶	清热、解酒
田螺 +	蒜	▶	清热解毒、利尿
田螺 +	葡萄酒	▶	除湿解毒、清热利水

香辣田螺鸡

 田螺 + 鸡肉 = 清热利水、除湿解毒

原料 鸡腿块300克，田螺200克，八角、干辣椒、姜片、葱段、蒜末各少许

调料 盐3克，鸡粉2克，料酒10毫升，生抽、老抽各3毫升，豆瓣酱、水淀粉、芝麻油、食用油各适量

做法

1. 锅中注入适量清水烧开，倒入洗好的鸡腿块，煮约1分钟，汆去血水，撇去浮沫，捞出，沥干水分，装盘待用。

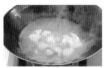 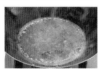

2. 另起锅，注入适量清水烧开，倒入田螺，加入盐、料酒，拌匀，煮约1分钟，撇去浮沫，捞出沥干，待用。

3. 用油起锅，倒入八角、干辣椒、姜片、葱段、蒜末，爆香，倒入鸡块，炒匀，淋入料酒，炒匀提味。

4. 加入生抽，炒匀，倒入田螺，炒香，加入豆瓣酱、老抽，注入适量清水，快速炒匀。

5. 加入盐、鸡粉，炒匀调味，用大火略煮一会儿，至食材熟透。

6. 用水淀粉勾芡，淋入少许芝麻油，炒匀调味。

7. 关火后盛出锅中的菜肴即可。

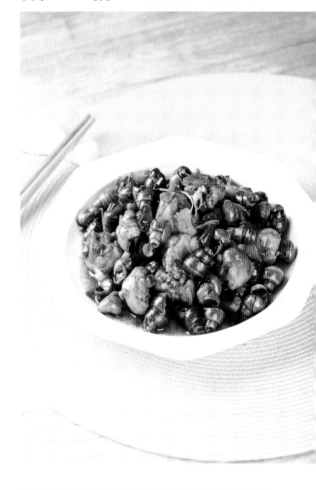

美味再一道

大米田螺粥 |做法|

砂锅注水烧开，倒入洗净的大米，淋食用油，煮沸后小火煮约30分钟，放入姜丝、田螺续煮10分钟，加盐、鸡粉、芝麻油调味。

贴心小叮咛 田螺可先放入清水中养一天，使其吐尽泥沙后再烹饪。

虾

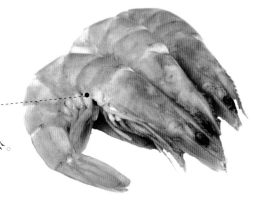

补肾壮阳、产乳防癌

食材档案

▼别名：虾米、河虾、草虾、长须公、虎头公。

▼性味：性温，味甘、咸。

▼归经：归脾、肾经。

▼适用量：每次30～50克。

▼抗癌有效成分：硒、膳食纤维、维生素。

防癌抗癌原理

虾所含有的微量元素硒能有效预防癌症。此外，虾具有补肾、壮阳、通乳之功效，属强壮补精之品，可治阳痿体倦、腰痛、腿软、筋骨疼痛、失眠、产后乳少以及痈疽等症。

食材的选购

新鲜的虾头尾完整，紧密相连，虾身较挺，有一定的弯曲度。活虾应当肉质坚实细嫩，有弹性；冻虾仁应挑选表面略带青灰色、手感饱满并富有弹性的。

食用建议

①虾背上的虾线一定要剔除，不能食用。

②虾为发物，凡有疮痈宿疾者或在阴虚火旺时，不宜食虾。

食材清洗 & 刀工处理

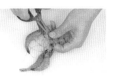
① 用剪刀剪去虾须、虾脚、虾尾尖。

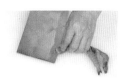
② 在虾背部开一刀。

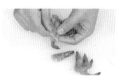
③ 用牙签将虾线挑干净，放在流水下冲净即可。

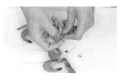
① 取洗净的虾，掐去虾头，剥去虾壳。

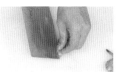
② 用刀把虾背切开。

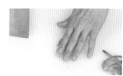
③ 用刀将虾背轻轻拍平，呈凤尾状。

✿ 做法

1. 洗净的西蓝花切小块。

2. 洗好的基围虾背部划开，取出虾线，装入碗中。

3. 黑蒜切小块。

4. 基围虾中加少许盐、料酒、胡椒粉，拌匀，腌渍10分钟至入味。

5. 沸水锅中加入盐、食用油，放入西蓝花，焯煮至断生，捞出，沥干水分，整齐摆在盘子四周。

6. 另起锅注油，放入黑蒜、基围虾，翻炒均匀至虾仁微微转色。

7. 加入少许清水，加盐、白糖、鸡粉，翻炒约1分钟至入味。

8. 用水淀粉勾芡，翻炒至收汁。

9. 盛出基围虾，放在西蓝花中间即可。

蒜香虾球

虾 + 西蓝花 = 防癌抗癌、养肾护肝

✿ **原料** 基围虾180克，西蓝花140克，黑蒜2颗

✿ **调料** 盐3克，鸡粉、白糖各2克，胡椒粉5克，料酒、水淀粉各5毫升，食用油适量

美味再一道

虾仁炒丝瓜 | 做法 |

将丝瓜洗净，切斜块；虾仁洗净，去虾线；红椒洗净，切块；油锅倒入姜片爆香，放入虾仁炒至变色，放入丝瓜、红椒炒匀，淋料酒，加清水翻炒片刻，加盐、鸡粉调味即可。

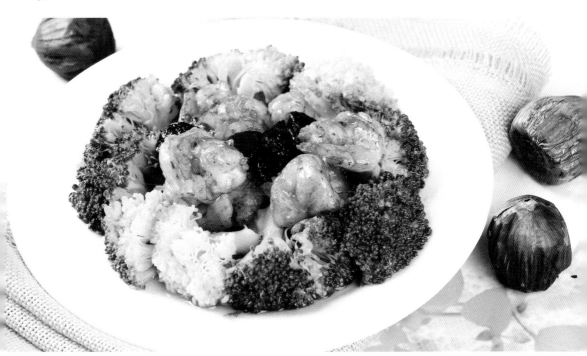

贴心小叮咛 可用鸡汤代替清水，味道更鲜。

螃蟹

防癌抗癌、降脂降压

食材档案

▼别名：螯毛蟹、梭子蟹、青蟹。

▼性味：性寒，味咸。

▼归经：归肝、胃经。

▼适用量：每次约80克。

▼抗癌有效成分：维生素A、维生素B_2、铁。

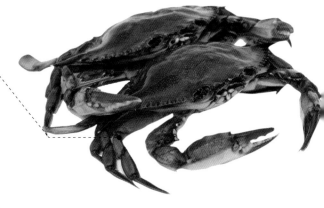

防癌抗癌原理

螃蟹含有丰富的维生素以及铁元素，具有舒筋益气、理胃消食、通经络之功效。蟹肉对于高血压、动脉硬化、脑血栓、高脂血症有较好的疗效，还能促进胃肠蠕动，预防大肠癌。

食材的选购

选购螃蟹时，不仅要看其是否新鲜，还要看是否肥嫩。肚脐凸出来的蟹，一般都膏肥脂满。

食用建议

在煮食螃蟹时，宜加入一些紫苏叶、鲜生姜，以解蟹毒，减轻其寒性。

食材清洗&刀工处理

 螃蟹

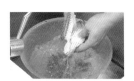
① 用软毛刷在流水下对蟹壳进行刷洗。

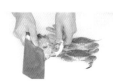
② 用刀将蟹壳打开，刮除蟹壳里的脏物。

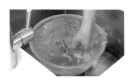
③ 把螃蟹放在水中泡一下，洗净，捞出沥干水分即可。

 螃蟹

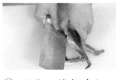
① 用平刀将蟹壳切分开。

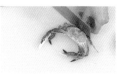
② 切去腹侧三角形的脐盖部分。

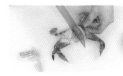
③ 将蟹身切开两半，清除蟹壳里的脏物。

炒花蟹

螃蟹 + 姜 = 杀菌解毒、滋阴润燥

✿ **原料** 花蟹2只，姜片、蒜片、葱段各少许

✿ **调料** 盐2克，白糖2克，料酒4毫升，生抽3毫升，水淀粉5毫升，食用油适量

✿ **做法**

1. 用油起锅，放入少许姜片、蒜片、葱段，大火爆香。

2. 倒入处理干净的花蟹，略炒，加料酒、生抽，炒香。

3. 倒入适量清水，放入盐、白糖炒匀，盖上盖，大火焖2分钟。

4. 揭盖，放入水淀粉勾芡，盛出装盘即可。

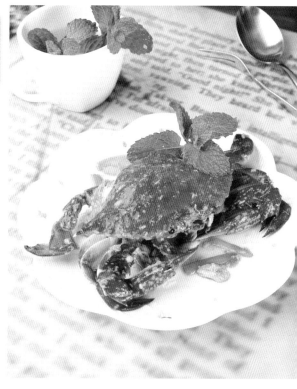

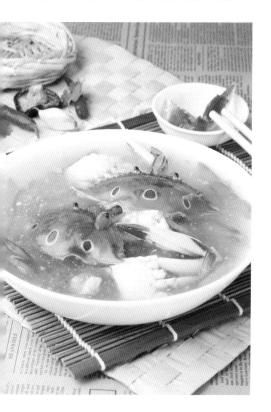

蟹肉苦瓜羹

螃蟹 + 苦瓜 = 清热解毒、抗结核

✿ **原料** 螃蟹2只，苦瓜200克，姜丝少许，高汤适量

✿ **调料** 盐、鸡粉各2克，水淀粉8毫升，食用油适量

✿ **做法**

1. 洗净去瓤的苦瓜切成片。

2. 处理好的螃蟹切成小块，备用。

3. 用油起锅，放入少许姜丝爆香，倒入清水、高汤煮沸，倒入切好的螃蟹、苦瓜，拌匀，用小火煮约3分钟至食材熟透。

4. 加盐、鸡粉调味，倒入水淀粉炒匀即可。

甲鱼

美容护肤、防癌抗癌

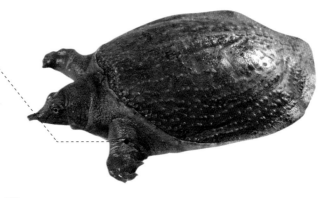

 防癌抗癌原理

甲鱼是营养价值很高的食物，含有丰富的蛋白质，其肉对防治肝癌、恶性淋巴瘤、脑肿瘤等有一定的作用。甲鱼的壳带有丰富的龟板胶，可以帮助调节人体免疫功能，提高淋巴细胞的转化率，使抗体存在时间延长，促进骨髓造血功能，保护肾上腺皮质功能，防止细胞癌变。

食材档案

▼别名：鳖、团鱼、元鱼、水鱼、脚鱼。

▼性味：性平、味甘。

▼归经：归肝经。

▼适用量：每次约30克。

▼抗癌有效成分：蛋白质、龟板胶。

食材的选购

好的甲鱼动作敏捷，腹部有光泽，肌肉肥厚，裙边厚而向上翘，体外无伤病痕迹。需格外注意的是，买甲鱼必须买活的，甲鱼死后体内会产生大量毒素，容易引起食物中毒。

食用建议

甲鱼的周身均可食用，特别是甲鱼四周下垂的柔软部分，称为"鳖裙"，其味道鲜美无比。甲鱼肉极易消化吸收，热量较高，营养极为丰富，一般多做成汤饮用。

宜 相宜食材搭配组合

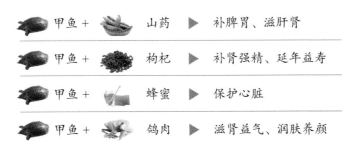

甲鱼 + 山药	▶	补脾胃、滋肝肾
甲鱼 + 枸杞	▶	补肾强精、延年益寿
甲鱼 + 蜂蜜	▶	保护心脏
甲鱼 + 鸽肉	▶	滋肾益气、润肤养颜

虫草红枣炖甲鱼

甲鱼 ＋ 冬虫夏草 ＝ 防癌抗癌、延缓衰老

❂ **原料** 甲鱼600克，冬虫夏草、红枣、姜片、蒜瓣各少许

❂ **调料** 盐、鸡粉各2克，料酒5毫升

❂ **做法**

1. 砂锅中注水烧开，倒入洗净的甲鱼、少许红枣、冬虫夏草，放入少许姜片、蒜瓣拌匀，盖上盖，用大火煮开后转小火续煮1小时，至食材熟透。

2. 揭盖，加入盐、料酒、鸡粉，拌匀。

3. 关火后盛出煮好的虫草红枣炖甲鱼，装入碗中，待稍微放凉后即可食用。

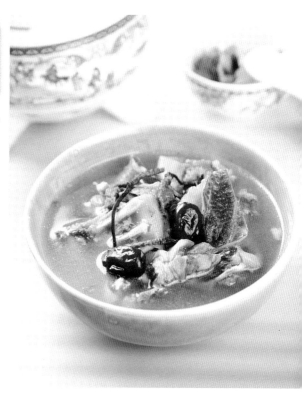

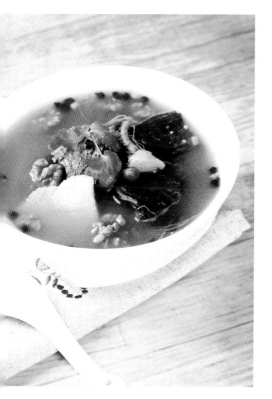

人参甲鱼汤

甲鱼 ＋ 人参 ＝ 益气补虚、清热养阴

❂ **原料** 甲鱼块350克，人参15克，核桃仁10克，淮山8克，五味子、陈皮、杏仁、姜片各少许

❂ **调料** 盐2克，鸡粉2克，料酒9毫升

❂ **做法**

1. 甲鱼块洗净，入沸水氽熟，捞出待用。

2. 砂锅中注水烧开，放入备好的药材、杏仁、核桃仁、姜片，放入甲鱼块，淋料酒，轻轻搅拌，盖上盖，用小火炖煮60分钟。

3. 揭开盖，加入盐、鸡粉调味，盛出即可。

蛤蜊

消渴软坚、防癌抗癌

防癌抗癌原理

《本草经疏》中记载："蛤蜊，其性滋润而助津液，故能润五脏、止消渴，开胃也。咸能入血软坚，故主妇人血块及老癖为寒热也。"可见蛤蜊的功效颇多。蛤蜊中含有丰富的维生素、矿物质等，对肉瘤和腹水瘤等肿瘤有抑制作用和缓解作用，适合癌症患者食用。

食材档案

▼别名：海蛤、文蛤、沙蛤。

▼性味：性寒，味咸。

▼归经：归胃经。

▼适用量：每次约100克。

▼抗癌有效成分：维生素、矿物质。

食材的选购

选购蛤蜊时，可拿起轻敲，若为"砰砰"声，则蛤蜊是死的；相反若为清脆的"咯咯"声，则蛤蜊是活的。检查一下蛤蜊的壳，要选壳紧闭的，否则有可能是死蛤蜊。

食用建议

①蛤蜊性寒，受凉感冒、体质阳虚、脾胃虚寒、腹泻便溏、寒性胃痛腹痛等病症患者以及经期中的女性和产妇忌食。

②活的蛤蜊，容易感染细菌，故胃肠功能较弱的人不宜食用蛤蜊。

宜 相宜食材搭配组合

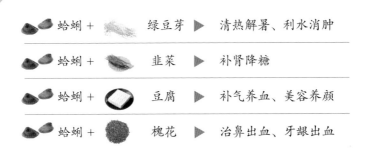

蛤蜊 + 绿豆芽 ▶	清热解暑、利水消肿
蛤蜊 + 韭菜 ▶	补肾降糖
蛤蜊 + 豆腐 ▶	补气养血、美容养颜
蛤蜊 + 槐花 ▶	治鼻出血、牙龈出血

双菇蛤蜊汤

蛤蜊　＋　香菇　＝　强身健体、补肾护肝

⊛ **原料**　蛤蜊150克，白玉菇段、香菇块各100克，姜片、葱花各少许

⊛ **调料**　鸡粉、盐、胡椒粉各2克

⊛ **做法**

1. 锅中注入适量清水烧开，倒入洗净切好的白玉菇段、香菇块，倒入蛤蜊、少许姜片，搅拌均匀，盖上盖，煮约2分钟。

2. 揭开盖，放入鸡粉、盐、胡椒粉，拌匀调味。

3. 盛出煮好的汤料，装入碗中，撒上少许葱花即可。

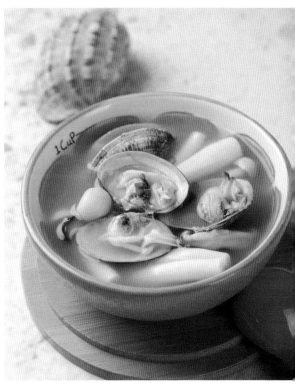

蛤蜊豆腐炖海带

蛤蜊　＋　豆腐　＝　滋阴润燥、利尿消肿

⊛ **原料**　蛤蜊300克，豆腐200克，水发海带100克，姜片、蒜末、葱花各少许

⊛ **调料**　盐3克，鸡粉2克，料酒、生抽各4毫升，水淀粉、芝麻油、食用油各适量

⊛ **做法**

1. 将洗净的豆腐、海带均切块，焯水。

2. 用油起锅，放入少许蒜末、姜片爆香，倒入豆腐、海带炒匀，淋入料酒、生抽，加水，大火煮沸，倒入洗净的蛤蜊煮3分钟。

3. 加盐、鸡粉调味，倒入水淀粉勾芡，淋芝麻油炒匀，盛出装盘，撒葱花即成。

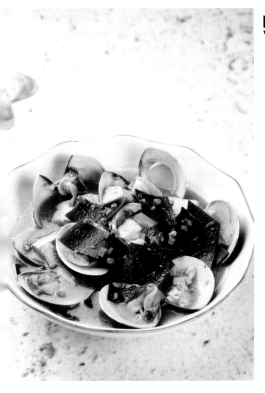

海带

清热消炎、预防癌症

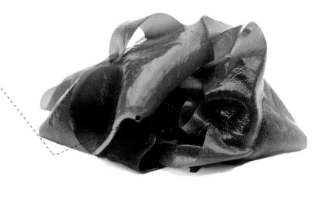

食材档案

- ▼别名：昆布、江白菜。
- ▼性味：性寒，味咸。
- ▼归经：归胃、肾、肝经。
- ▼适用量：每次15～20克。
- ▼抗癌有效成分：U-岩藻多糖类物质、碘、钙、氨基酸、胡萝卜素、B族维生素。

防癌抗癌原理

海带中有种能够诱导癌细胞自杀的U-岩藻多糖类物质，能帮助击退癌细胞，而正常细胞几乎不受伤害。此外，海带中含有的碘对于预防乳腺癌很有效果。

食材的选购

正常的海带应该是黄褐色的，用手容易撕破，闻起来海鲜味是很浓的。海带经加工捆绑后，以无杂质、整洁干净、无霉变的为合格品。

食用建议

因海带含有褐藻胶物质，在食用时不易煮软，如果把成捆的干海带打开，放在蒸笼蒸半个小时，再用清水泡上一夜，就会变得脆嫩软烂。

食材清洗&刀工处理

 海带

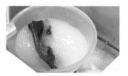

① 将海带放进淘米水中，浸泡15分钟。

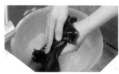

② 用手将海带揉搓清洗干净。

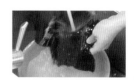

③ 将海带放在流水下冲洗干净，沥干水分即可。

 海带

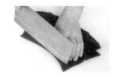

① 取一块洗净的海带，切去多余边角。

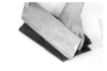

② 把海带切条状。

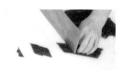

③ 将海带条摆放整齐，用刀切菱形片。

海带丝拌菠菜

海带 ＋ 菠菜 ＝ 补血益气、排毒防癌

☺ **原料** 海带丝230克，菠菜85克，熟白芝麻15克，胡萝卜25克，蒜末少许

☺ **调料** 盐2克，鸡粉2克，生抽4毫升，芝麻油6毫升，食用油适量

☺ **做法**

1. 洗好的海带丝切段，焯水；洗净去皮的胡萝卜切细丝，焯水。

2. 另起锅注水烧开，倒入菠菜，加适量食用油，煮至断生，捞出，沥干待用。

3. 取碗，倒入所有原料，加盐、鸡粉、生抽、芝麻油，搅拌均匀，装盘即可。

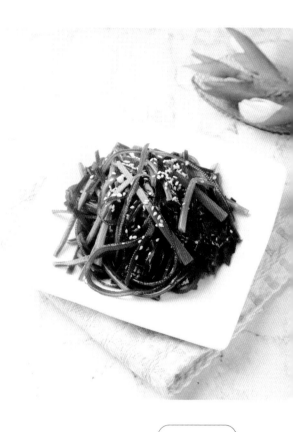

绿豆冬瓜海带汤

海带 ＋ 冬瓜 ＝ 利水消肿、降糖降脂

☺ **原料** 冬瓜350克，水发海带150克，水发绿豆180克，姜片少许

☺ **调料** 盐2克

☺ **做法**

1. 洗净的冬瓜切块；泡好的海带切块。

2. 砂锅注水烧开，倒入冬瓜、海带，加入泡好的绿豆，倒入少许姜片，拌匀。

3. 加盖，用大火煮开后转小火续煮2小时至其熟软。

4. 揭盖，加入盐，拌匀调味，盛出装碗即可。

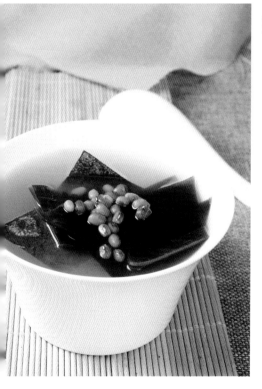

紫菜

消肿防癌、缓解甲亢

 🍽 **防癌抗癌原理**

紫菜中的锌能参与人体内核酸、蛋白质合成，是人体生长发育的重要物质，可预防前列腺癌。此外，紫菜中还含有丰富的维生素，其中维生素A能阻止致癌物亚硝胺的形成，B族维生素可以阻止化学致癌物的致癌作用，维生素C能够通过增强细胞间质来防癌。

📇 **食材档案**

▼别名：紫英、索菜、子菜、膜菜、紫瑛。

▼性味：性寒，味甘、咸。

▼归经：归肺、脾、膀胱经。

▼适用量：每次约15克。

▼抗癌有效成分：锌、维生素A、B族维生素、维生素C。

🛒 **食材的选购**

选购紫菜时，以色泽紫红、无泥沙杂质、干燥者为佳。

🍽 **食用建议**

①紫菜含碘丰富，甲状腺功能亢进者忌食紫菜。消化功能不好、素体脾虚者少食，多食可致腹泻；腹痛便溏者禁食。

②若凉水浸泡后紫菜呈蓝紫色，说明其在干燥、包装前已被有毒物所污染，这种紫菜对人体有害，不能食用。

📍 **相宜食材搭配组合**

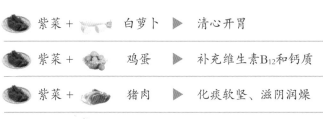

紫菜 + 白萝卜	▶	清心开胃
紫菜 + 鸡蛋	▶	补充维生素B_{12}和钙质
紫菜 + 猪肉	▶	化痰软坚、滋阴润燥
紫菜 + 虾仁	▶	养心除烦、软坚利咽

紫菜生蚝汤

 紫菜 + 生蚝 = 潜阳补阴、软坚散结

⊙ **原料** 紫菜5克，生蚝肉150克，葱花、姜末各少许

⊙ **调料** 盐2克，鸡粉2克，料酒5毫升

⊙ **做法**

1. 锅中注入适量清水烧开，倒入生蚝肉，淋入料酒，略煮一会儿。

小提示 ▶ 事先将生蚝放入沸水中氽煮，可以让蚝肉更紧致，也能防止它在炒制过程中出水。

2. 将氽煮好的生蚝肉捞出，沥干水分，装碗待用。

3. 另起锅，注入适量清水烧开。

4. 倒入备好的生蚝、少许姜末、紫菜。

5. 加入盐、鸡粉，搅匀，略煮片刻，至食材入味。

6. 关火后将煮好的汤料盛入碗中，撒上少许葱花即可。

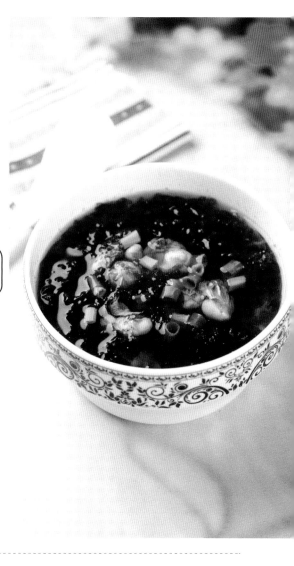

Step 1
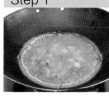

Step 2
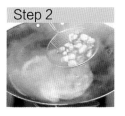

Step 3
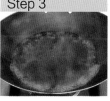

Step 4
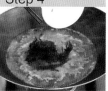

Step 5
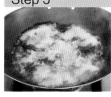

Step 6
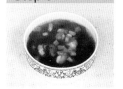

贴心小叮咛

煮生蚝时不宜用力搅拌，以免破坏生蚝的完整性。

03 Mushroom
菌菇类

银耳
增强放疗、化疗耐受力

🔔 防癌抗癌原理

银耳中含有银耳多糖，其抗癌机制是通过提高机体免疫力，调动淋巴细胞，加强白细胞吞噬能力，兴奋骨髓的造血功能，间接抑制肿瘤的生长，促进起到免疫监督作用的T细胞和B细胞的转化，从而达到抗癌的目的。

🏷 食材档案

▼别名：白木耳、雪耳。

▼性味：性平，味甘。

▼归经：归肺、胃、肾经。

▼适用量：每次约50克。

▼抗癌有效成分：银耳多糖、蛋白质、脂肪、胶质、铁、钙、磷。

🛒 食材的选购

选购银耳要选择干燥、没有硫黄味、泡发后有光泽、肉质较厚带有弹性、色泽呈白色或微带黄色者。

🍽 食用建议

银耳过夜后不能再食，银耳有较多的硝酸盐类，煮熟后若放置时间较长，在细菌的分解作用下，硝酸盐会被还原成亚硝酸盐，可导致泻吐、昏迷不醒甚至死亡。

📍 宜 相宜食材搭配组合

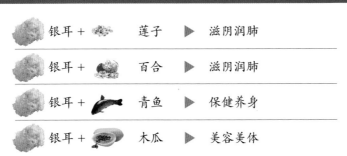

银耳 +	莲子	▶	滋阴润肺
银耳 +	百合	▶	滋阴润肺
银耳 +	青鱼	▶	保健养身
银耳 +	木瓜	▶	美容美体

绿豆银耳羹

银耳 ＋ 绿豆 ＝ 滋阴清热、消暑利尿

☻ **原料** 绿豆60克，水发银耳250克

☻ **调料** 白糖15克

☻ **做法**

1. 砂锅中注水烧开，倒入泡好的绿豆。

2. 加入切好的银耳，拌匀。

3. 加盖，用大火煮开后转小火续煮40分钟至食材熟软。

4. 揭盖，加入白糖，搅拌至溶化。

5. 关火后盛出煮好的甜汤，装碗即可。

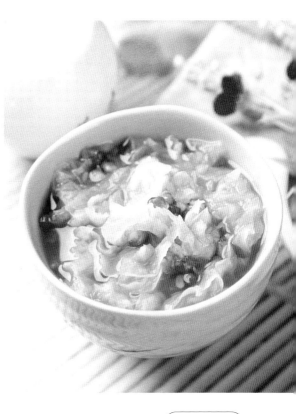

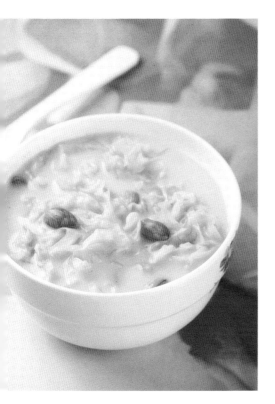

花生银耳牛奶

银耳 ＋ 花生 ＝ 促进生长、增强记忆力

☻ **原料** 花生米80克，水发银耳150克，牛奶100毫升

☻ **做法**

1. 洗好的银耳切小块，备用。

2. 砂锅中注入适量清水烧开，放入洗净的花生米，加入切好的银耳，搅拌匀。

3. 盖上盖，烧开后用小火煮20分钟。

4. 揭开盖，倒入备好的牛奶，用勺拌匀，煮至沸。

5. 关火后将煮好的花生银耳牛奶盛出，装入碗中即可。

黑木耳

护肝排毒、防癌抗癌

食材档案

▼别名：树耳、木蛾、黑菜。

▼性味：性平，味甘。

▼归经：归肺、胃、肝经。

▼适用量：每次约50克。

▼抗癌有效成分：膳食纤维、植物胶原、钙、磷、铁。

防癌抗癌原理

黑木耳富含膳食纤维，还含有一种特殊的植物胶原，能促进肠道内食物的排泄，减少人体对脂肪的吸收，防止便秘，有利于体内有毒物质的及时清除和排出，从而预防癌症。

食材的选购

选购黑木耳时，要选朵大适度、体轻、色黑、无僵块卷耳、有清香、无混杂物的干黑木耳。

食用建议

食用鲜木耳易引起皮肤瘙痒，产生皮疹、水泡、水肿等。因此，食用干木耳更安全，但食用前要用水浸泡，这样可将剩余的毒素溶于水，使其最终无毒。

食材清洗 & 刀工处理

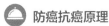 黑木耳

① 盆中倒入温水，再倒入黑木耳。

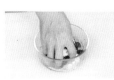
② 加入适量淀粉，用手搅匀，浸泡15分钟左右。

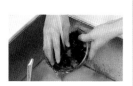
③ 将黑木耳放在流水下冲洗干净，沥干水分即可。

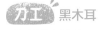 黑木耳

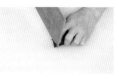
① 取洗净的黑木耳叠放整齐，切成丝。

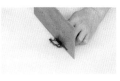
② 用直刀法依次将黑木耳切丝。

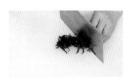
③ 将剩余的黑木耳切成均匀的丝即可。

凉拌木耳

 黑木耳 + 胡萝卜 = 明目护眼、滋阴润燥

✿ **原料** 水发黑木耳120克，胡萝卜45克，香菜15克

✿ **调料** 盐、鸡粉各2克，生抽5毫升，辣椒油7毫升

✿ **做法**

1. 将洗净的香菜切长段；去皮洗净的胡萝卜切细丝；黑木耳洗净，焯水。

2. 取一个大碗，放入黑木耳、胡萝卜丝、香菜段，加入盐、鸡粉、生抽、辣椒油快速搅拌一会儿，至食材入味，盛入盘中即成。

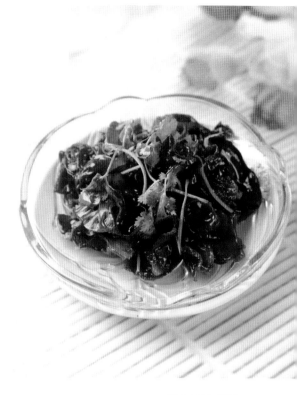

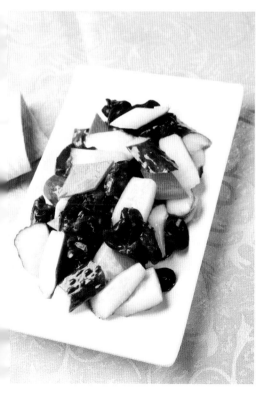

黄瓜炒木耳

 黑木耳 + 黄瓜 = 清热解毒、养血活血

✿ **原料** 黄瓜180克，水发黑木耳100克，胡萝卜40克，姜片、蒜末、葱段各少许

✿ **调料** 盐、鸡粉、白糖各2克，水淀粉10毫升，食用油适量

✿ **做法**

1. 洗好去皮的胡萝卜切片；洗净的黄瓜去瓤，切斜段。

2. 用油起锅，倒入少许姜片、蒜片、葱段爆香，放入胡萝卜、黑木耳、黄瓜，炒匀。

3. 加入盐、鸡粉、白糖，炒匀调味，倒入水淀粉，翻炒均匀，关火后盛出即可。

香菇

增强T淋巴细胞活力

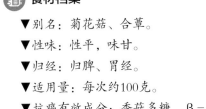

食材档案

- ▼别名：菊花菇、合蕈。
- ▼性味：性平，味甘。
- ▼归经：归脾、胃经。
- ▼适用量：每次约100克。
- ▼抗癌有效成分：香菇多糖、β-葡萄糖苷酶、B族维生素。

防癌抗癌原理

香菇中含有的香菇多糖具有很强的抗肿瘤作用。此外，香菇还含有β-葡萄糖苷酶，有加强机体抗癌能力的作用。香菇中含有B族维生素，可以干扰化学致癌物的致癌作用。

食材的选购

选购香菇时，以大小一致者较好。香菇背面条纹颜色呈白黄色的是当年的新菇，而紫红色的是陈货。陈菇无香味，且没有食用价值，不建议购买。

食用建议

香菇是"动风食物"，顽固性皮肤瘙痒症患者、脾胃寒湿气滞或皮肤瘙痒病患者忌食。

食材清洗&刀工处理

  清洗 香菇

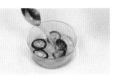 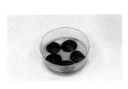 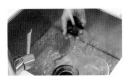

① 将香菇放入容器，加入适量温水。

② 浸泡20分钟左右。

③ 将香菇清洗干净，沥干水分即可。

  刀工 香菇

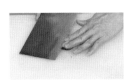 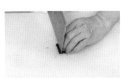 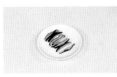

① 取洗净的香菇，用刀将香菇柄切除。

② 用直刀法将香菇切成细丝状。

③ 将切好的香菇放入盘中即可。

香菇豌豆炒笋丁

香菇　+　豌豆　=　补中益气、润肠止泻

⊙ **原料**　水发香菇65克，竹笋85克，胡萝卜70克，彩椒15克，豌豆50克

✿ **调料**　盐2克，鸡粉2克，料酒、食用油各适量

⊙ **做法**

1. 将洗净的竹笋切成丁。
2. 洗好去皮的胡萝卜切成丁。
3. 洗净的彩椒切成小块。
4. 洗好的香菇切成小块。
5. 锅中注入适量清水烧开，放入竹笋，淋料酒，煮1分钟。
6. 放入香菇、豌豆、胡萝卜，煮1分钟。
7. 加入少许食用油，放入彩椒，拌匀，捞出，沥干水分，待用。
8. 用油起锅，倒入焯过水的食材炒匀，加盐、鸡粉，炒匀调味，盛出即可。

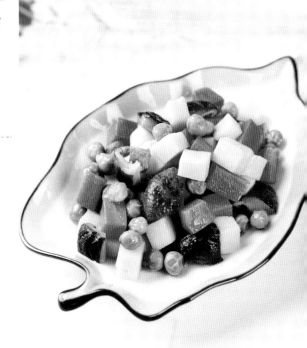

Step 1	Step 2	Step 3	Step 4
			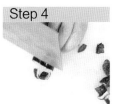

Step 5	Step 6	Step 7	Step 8
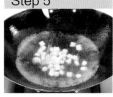	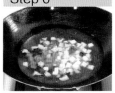	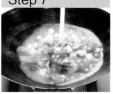	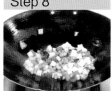

草菇

护肝排毒、防癌抗癌

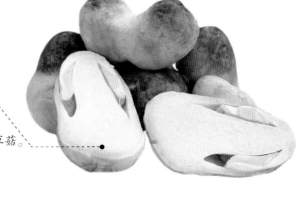

食材档案

▼别名：苞脚菇、兰花菇、麻菇、稻草菇。

▼性味：性寒，味甘、微咸。

▼归经：归肺、胃经。

▼适用量：每次约50克。

▼抗癌有效成分：八种必需氨基酸、维生素。

防癌抗癌原理

草菇所含蛋白质中的氨基酸可抑制癌细胞生长，特别对消化道肿瘤有辅助治疗作用，并能加强肝肾的活力。此外，草菇的维生素C含量居菌菇类之首，高于很多蔬菜和水果。

食材的选购

选购草菇时，应选新鲜幼嫩、硬质、菇体完整、不开伞、不松身、无霉烂、无破裂、无机械伤的，表面要不发黄，闻着要无异味。

食用建议

草菇适于做汤或素炒，无论鲜品还是干品都不宜浸泡时间过长。浸泡后，要放入冰箱中，以保持其营养元素。

食材清洗&刀工处理

 草菇

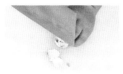
① 用刀将草菇的底部全部切除干净。

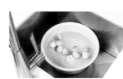
② 将草菇放入水中，浸泡几分钟。

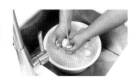
③ 用手将草菇表面的泥沙搓洗干净，冲洗干净即可。

 草菇

① 取洗净的草菇，纵向对切成两半。

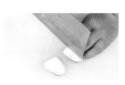
② 将切成两半的草菇再纵向对切。

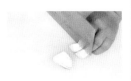
③ 将切开的草菇摆放整齐，切块。

草菇冬瓜球

草菇 + 冬瓜 = 清热利尿、滋阴壮阳

☻ **原料** 冬瓜球300克，草菇100克，红椒30克，高汤80毫升

☻ **调料** 盐2克，鸡粉2克，胡椒粉2克，水淀粉4毫升，食用油适量

☻ **做法**

1. 洗净的红椒切成圈，待用。

2. 锅中注入适量清水烧开，倒入洗好的草菇略煮一会儿，捞出，沥干水分。

┤草菇在食用前先放入沸水中焯烫，可以去除怪味，将食材彻底洗净。

3. 沸水锅中倒入冬瓜球，煮至断生，捞出，沥干水分，备用。

4. 热锅注油，倒入适量高汤，加入盐、鸡粉、胡椒粉，搅匀调味。

5. 倒入冬瓜、草菇、红椒，炒匀，煮至沸。

6. 倒入少许水淀粉勾芡，关火后盛出装盘，摆上红椒圈即可。

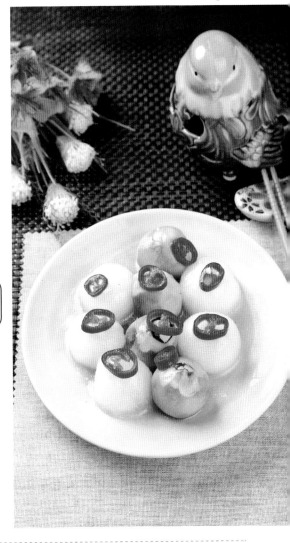

Step 1
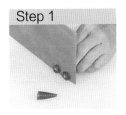

Step 2
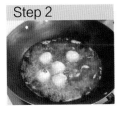

Step 3
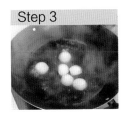

Step 4
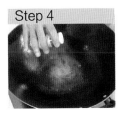

Step 5
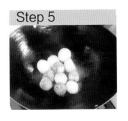

Step 6
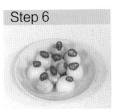

贴心小叮咛

要先将草菇的根部去除，这样食用时口感更佳。

平菇

抑制肿瘤病毒、防癌

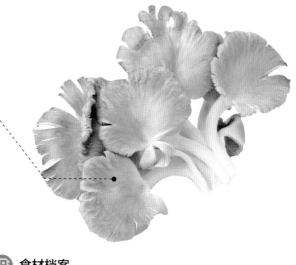

 防癌抗癌原理

平菇所含的抗肿瘤细胞的多糖体，能提高机体的免疫力，具有补虚、抗癌的功效。平菇含有侧耳毒和蘑菇核糖核酸，能抑制病毒的合成和繁殖，具有抗病毒作用，也有利于预防肿瘤。此外，从平菇中提取的多糖肽PSP可有效抑制肿瘤形成，对于前列腺癌也有一定的防治作用。

食材档案

▼别名：侧耳、糙皮侧耳、蚝菇、黑牡丹菇。

▼性味：性微温，味甘。

▼归经：归脾、胃经。

▼适用量：每次约50克。

▼抗癌有效成分：多糖体、侧耳毒、蘑菇核糖核酸、多糖肽PSP。

食材的选购

挑选平菇时，菌盖为2～3厘米的是最新鲜的，菌盖为4～5厘米的口感更好。新鲜的平菇边缘整齐且略微向下卷。如果边已经长平、裂开，说明平菇已经老了，营养成分已大量流失。

食用建议

①平菇质地肥厚，嫩滑可口，有类似牡蛎的香味，无论素炒还是制成荤菜，都十分鲜嫩诱人。

②平菇一般人均可食用，但对菌类食品过敏者不宜食用。

宜 相宜食材搭配组合

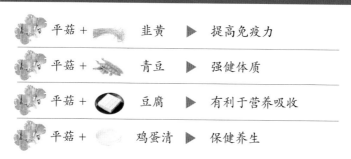

平菇 + 韭黄	▶	提高免疫力
平菇 + 青豆	▶	强健体质
平菇 + 豆腐	▶	有利于营养吸收
平菇 + 鸡蛋清	▶	保健养生

黑蒜炒平菇

平菇 ＋ 黑蒜 ＝ 消除疲劳、缓解便秘

☯ **原料** 黑蒜150克，平菇350克，彩椒75克，葱段、姜片、蒜末各少许

☯ **调料** 盐2克，鸡粉3克，生抽5毫升，水淀粉、食用油各适量

☯ **做法**

1. 洗净的平菇撕碎；洗好的彩椒切块。

2. 平菇入沸水中焯熟，捞出沥干，待用。

3. 用油起锅，倒入姜片、蒜末爆香，放入彩椒、平菇，炒匀，放入黑蒜，加入生抽、盐、鸡粉调味，加入葱段、水淀粉，翻炒约2分钟至熟，盛出装盘即可。

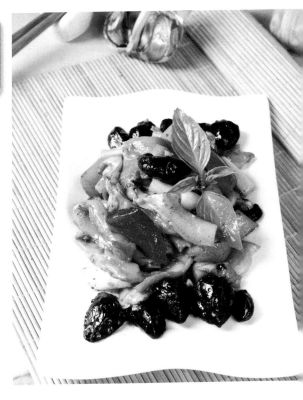

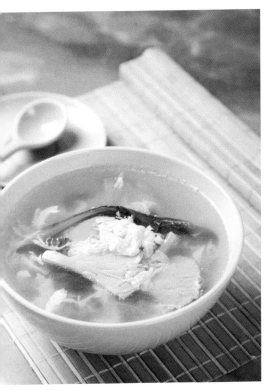

平菇蛋汤

平菇 ＋ 菜心 ＝ 增强免疫力、安神助眠

☯ **原料** 平菇80克，菜心20克，鸡蛋1个

☯ **调料** 盐2克，料酒、食用油各适量

☯ **做法**

1. 锅中注入适量清水烧开，放入洗净切好的平菇，焯煮至断生，捞出，沥干水分，待用。

2. 锅中注水烧开，倒入平菇，煮至沸。

3. 放入洗净的菜心，加入盐、食用油，煮软。

4. 倒入已经打散，并加盐、料酒调匀的蛋液，边倒边搅拌。

5. 关火后盛出煮好的汤料装入碗中即可。

猴头菇

健胃补虚、益肾防癌

 防癌抗癌原理

猴头菇含多糖、多肽类及脂肪物质，有抗癌活性，能抑制癌细胞中遗传物质的合成，从而预防和治疗消化道癌症和其他恶性肿瘤。经常食用猴头菇，可以提高免疫功能、缩小肿块，延长癌症患者的生存期。

食材档案

▼别名：猴头菌、猴蘑、猴头。
▼性味：性平，味甘。
▼归经：归脾、胃经。
▼适用量：每次约150克。
▼抗癌有效成分：多糖、多肽类、脂肪物质、氨基酸。

食材的选购

选购猴头菇时，以个头均匀、色泽艳黄、质嫩肉厚、须刺完整、干燥无虫蛀、无杂质的为质量好。在外观上，优质猴头菇菌丝成白色、稍发暗。

食用建议

①食用猴头菇要经过洗涤、涨发、漂洗和烹制4个阶段，直到软烂如豆腐时其营养成分才能充分析出。另外，霉烂变质的猴头菇不可食用，以防中毒。
②一般人均适宜食用猴头菇，但对菌物食品过敏者慎食，以免引起过敏。

宜 相宜食材搭配组合

猴头菇 +	排骨 ▶	增强免疫力
猴头菇 +	猪肝 ▶	滋润五脏、抗肿瘤
猴头菇 +	鸡肉 ▶	益气补血
猴头菇 +	黄芪 ▶	滋补身体、增强免疫力

红烧猴头菇

猴头菇 + 大白菜 = 养胃生津、除烦解渴

☺ **原料** 大白菜200克，水发猴头菇80克，竹笋80克，姜片、葱段各少许

☺ **调料** 盐3克，鸡粉3克，蚝油8克，料酒10毫升，水淀粉5毫升，食用油适量

☺ **做法**

1. 处理好的竹笋切成小块，备用。

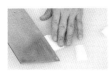 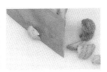

2. 洗净的猴头菇切成小块。

3. 洗好的大白菜切成段，备用。

4. 锅中注入适量清水烧开，放入少许盐、鸡粉、料酒。

5. 倒入切好的竹笋、猴头菇，焯煮1分钟，加入大白菜拌匀，再煮1分钟，将焯好的食材捞出，沥干水分备用。

6. 用油起锅，放入姜片、葱段，爆香，倒入焯过水的食材，翻炒均匀。

7. 淋入料酒，炒匀提味，放入蚝油、鸡粉、盐，炒匀调味。

8. 倒入少许清水，炒匀。

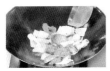 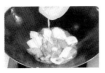

9. 淋入水淀粉，快速翻炒均匀。

10. 盛出炒好的食材，装入盘中即可。

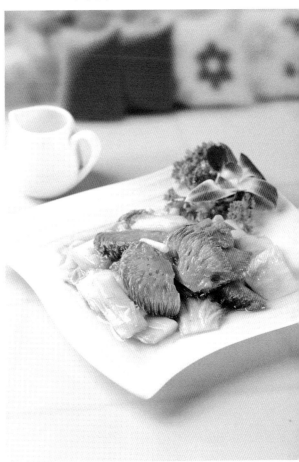

美味再一道

猴头菇扒油菜 | 做法 |

将油菜洗净，切瓣，焯水，摆盘；猴头菇洗净，切片，焯水；油锅放入姜片、葱段，加猴头菇炒匀，淋料酒，加鸡汤煮沸，加盐调味，水淀粉勾芡，盛出，放油菜上即可。

贴心小叮咛 猴头菇在炒前焯烫一会儿，不仅可以去除杂质，还能减少烹饪时间。

口蘑

宣肺解表、益气防癌

🍽 防癌抗癌原理

口蘑中含有大量的微量元素硒，而硒具有防癌作用，是谷胱甘肽过氧化酶必不可少的构成成分，这种酶能使活性氧失去毒性，对胃癌有防治效果。口蘑中还含有膳食纤维，能够促进肠胃蠕动，排出毒素，对预防大肠癌作用尤为显著。

📇 食材档案

▼别名：白蘑菇、白蘑、蒙古口蘑、银盘。
▼性味：性平，味甘。
▼归经：归肺、心经。
▼适用量：每次约150克。
▼抗癌有效成分：硒、膳食纤维、维生素。

🛒 食材的选购

选购口蘑时，要仔细观察口蘑的外表，要结构完整。观察菌盖，没有完全打开或打开后没有破裂凋谢的才是好口蘑，闻一闻，有没有发酸的味道，如若有就不要购买了。购买时最好选择鲜口蘑，市场上有泡在液体中的袋装口蘑，食用前要多漂洗几遍，以去掉化学添加剂。

🍴 食用建议

口蘑宜配肉类、蔬菜食用，但烹饪时不宜放味精或鸡精，以免造成营养流失。

宜 相宜食材搭配组合

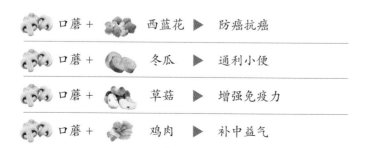

口蘑 +	西蓝花	▶	防癌抗癌
口蘑 +	冬瓜	▶	通利小便
口蘑 +	草菇	▶	增强免疫力
口蘑 +	鸡肉	▶	补中益气

蒜苗炒口蘑

口蘑 ＋ 蒜苗 ＝ 祛寒消肿、强健脾胃

⬤ 原料 口蘑250克，蒜苗2根，朝天椒圈15克，姜片少许

⬤ 调料 盐、鸡粉各1克，蚝油5克，生抽5毫升，水淀粉、食用油各适量

⬤ 做法

1. 洗净的口蘑切厚片；洗好的蒜苗切段。

2. 锅中注水烧开，倒入口蘑焯煮一会儿至断生，捞出，沥干水分，装盘待用。

3. 另起锅注油，爆香姜片、朝天椒圈。

4. 倒入口蘑，加入生抽、蚝油，翻炒1分钟至熟。

5. 注入少许清水。

6. 加入盐、鸡粉，拌匀。

7. 倒入切好的蒜苗，炒约1分钟至断生。

8. 用适量水淀粉勾芡，翻炒至收汁，关火后盛出，装盘即可。

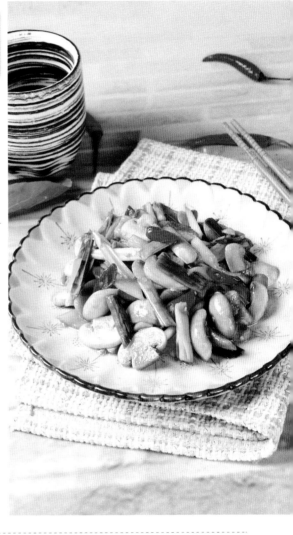

Step 1	Step 2	Step 3	Step 4
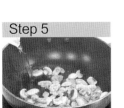	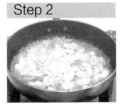	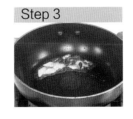	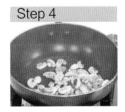

Step 5	Step 6	Step 7	Step 8
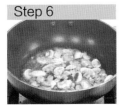	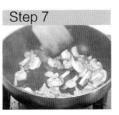	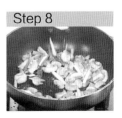	

口蘑焖土豆

口蘑 ＋ 土豆 ＝ 强身健体、润肠通便

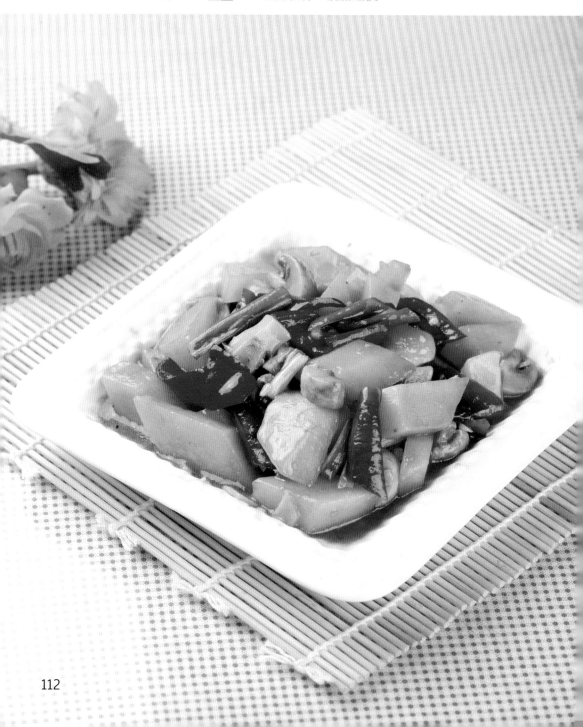

☘ 原料

口蘑80克，土豆150克，青椒25克，红椒20克，姜片、蒜末、葱段各少许

✿ 调料

盐3克，鸡粉2克，豆瓣酱8克，料酒、生抽、水淀粉、食用油各适量

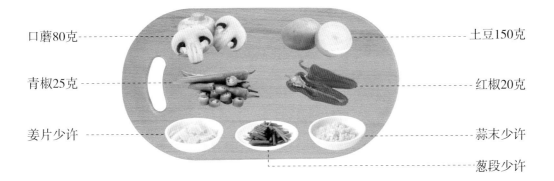

口蘑80克 --------- 土豆150克

青椒25克 --------- 红椒20克

姜片少许 --------- .... 蒜末少许

--------- 葱段少许

☘ 做法

1. 将洗净的口蘑切成片。

2. 洗好的青椒切开，去籽，切成小块。

3. 洗净的红椒去籽，切成小块。

4. 洗净去皮的土豆切厚片，切条，改切成丁。

5. 锅中注入适量清水烧开，加入盐，倒入土豆丁，搅匀，煮约1分钟。

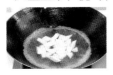 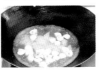

6. 加入口蘑，搅匀，续煮约半分钟，至食材断生。

7. 将焯煮好的土豆和口蘑捞出，沥干水分，装入盘中待用。

8. 用油起锅，放入姜片、蒜末、爆香，倒入焯过水的土豆和口蘑，炒匀。

9. 加料酒、生抽、豆瓣酱、盐、鸡粉。

10. 注入适量清水，盖上盖，烧开后用小火焖5分钟，至食材熟透。

11. 揭盖，放入青椒、红椒，炒匀。

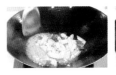

12. 倒入水淀粉勾芡，炒匀，再放入葱段，炒出葱香味。

13. 将锅中的材料盛出，装盘即成。

美味再一道

小炒口蘑 | 做法 |

将口蘑洗净，切块，焯水；油锅倒入蒜末、姜片爆香，放入青椒块、口蘑炒匀，加料酒、蚝油、盐、味精、鸡粉调味，用水淀粉勾芡即可。

贴心小叮咛　炒制此菜时，豆瓣酱不要加入太多，以免成品过辣。

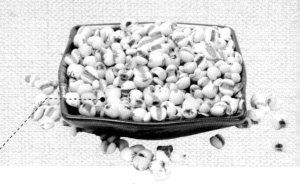

04 Coarse cereals and dried fruit
杂粮、干果类

薏米

防癌抗癌、增强体质

🍽 防癌抗癌原理

薏米中含有的薏苡酯可阻止癌细胞生长，故用薏米煮粥可作为防治癌症的辅助食疗方法。此外，薏米还可用于胃癌、子宫颈癌、绒毛膜上皮癌等癌症以及多发性疣的食疗保健，对于脾虚湿盛、痰热挟湿的肺癌最为适宜。

📇 食材档案

▼别名：六谷米、药玉米、薏苡仁、菩提珠。
▼性味：性凉，味甘、淡。
▼归经：归脾、胃、肺经。
▼适用量：每次50~100克。
▼抗癌有效成分：薏苡酯、谷甾醇、生物碱。

🛒 食材的选购

选购薏米时，以粒大完整、结实及粉屑少，且带有清新气息者为佳。

🍲 食用建议

①薏米虽然具有降低血脂和降低血糖的功用，但薏米只是食品，不能当作药品，所以有高血脂和糖尿病症状的患者，还是要到医院进行正规治疗。
②薏米性味寒凉，长期食用会使身体冷虚，所以虚寒体质者不宜长期食用薏米。

宜 相宜食材搭配组合

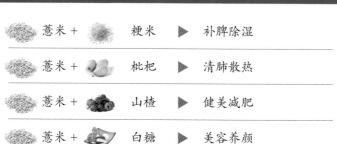

薏米 + 粳米	▶	补脾除湿
薏米 + 枇杷	▶	清肺散热
薏米 + 山楂	▶	健美减肥
薏米 + 白糖	▶	美容养颜

薏米红豆南瓜粥

薏米 + 红豆 = 健脾益胃、利尿消肿

☺ **原料** 南瓜100克，水发薏米30克，水发红豆50克

❀ **做法**

1. 将洗净去皮的南瓜切片。

2. 备好电饭锅，打开盖，倒入洗净的红和薏米。

3. 放入南瓜片，注入适量清水，搅匀。

4. 盖上盖，按功能键，调至"八宝粥"图标，煮约2小时，至食材熟透。

5. 按下"取消"键，断电后揭盖，盛出煮好的薏米红豆南瓜粥即可。

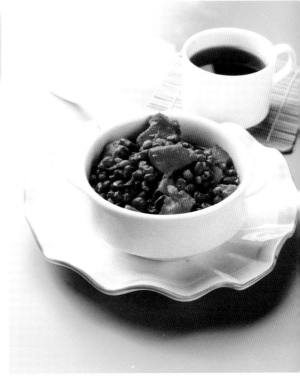

山药薏米桂圆粥

薏米 + 山药 = 滋养强壮、促进消化

☺ **原料** 鲜山药100克，薏米100克，粳米100克，桂圆肉15克

❀ **做法**

1. 砂锅中注水烧开，倒入泡好的薏米、粳米拌匀，加盖，用大火煮开后转小火续煮40分钟至食材熟软。

2. 揭盖，倒入切好的山药，加入桂圆肉，拌匀，加盖，续煮20分钟，至食材有效成分析出。

3. 揭盖，搅拌一下，关火后盛出煮好的粥，装碗即可。

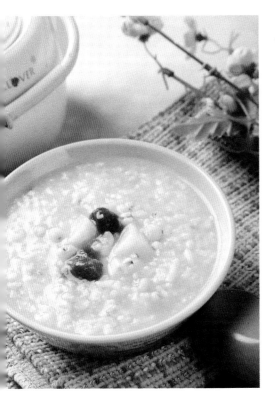

玉米

补虚益脾、强体防癌

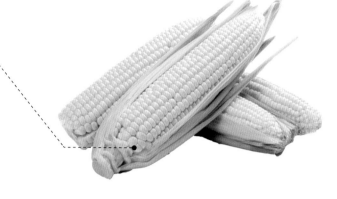

防癌抗癌原理

玉米中含有硒和镁，其中硒能使致癌物失去活性，镁能抑制癌细胞的形成和发展，还能促进体内的废物排出体外。玉米中还含有谷胱甘肽，能在人体内与多种外来的化学致癌物质相结合，使其失去活性，再通过消化道排出体外。

食材档案

▼ 别名：苞米、包谷、珍珠米。

▼ 性味：性平，味甘。

▼ 归经：归脾、肺经。

▼ 适用量：每次约100克。

▼ 抗癌有效成分：谷胱甘肽、B族维生素、维生素C、胡萝卜素、膳食纤维、赖氨酸、硒、镁。

食材的选购

选购玉米时，以整齐、饱满、无缝隙、色泽金黄、表面光亮者为佳。

食用建议

①吃玉米时应注意嚼烂，否则不易消化。腹泻、胃塞胀满、胃肠功能不良者一次不可多吃。

②玉米发霉后易被黄曲霉菌污染，而黄曲霉菌会产生强致癌物黄曲霉毒素，所以发霉的玉米绝对不能食用。

宜 相宜食材搭配组合

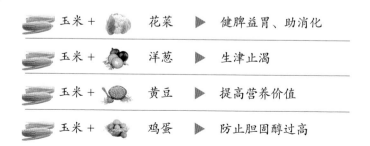

玉米 +	花菜	▶	健脾益胃、助消化
玉米 +	洋葱	▶	生津止渴
玉米 +	黄豆	▶	提高营养价值
玉米 +	鸡蛋	▶	防止胆固醇过高

彩椒山药炒玉米

玉米 ＋ 彩椒 ＝ 开胃消食、润肠通便

⚙ **原料** 鲜玉米粒60克，彩椒25克，圆椒20克，山药120克

⚙ **调料** 盐2克，白糖2克，鸡粉2克，水淀粉10毫升，食用油适量

⚙ **做法**

1. 洗净的彩椒、圆椒均切条形，改切成块。

2. 洗净去皮的山药切片，再切条形，改切成丁，备用。

3. 锅中注入适量清水烧开，倒入玉米粒，用大火略煮片刻。

4. 放入山药、彩椒、圆椒。

5. 加入少许食用油、盐，拌匀，煮至断生后捞出焯过水的食材，沥干水分，待用。

6. 用油起锅，倒入焯过水的食材，炒匀。

7. 加入盐、白糖、鸡粉，炒匀调味。

8. 用水淀粉勾芡，关火后盛出炒好的菜肴即可。

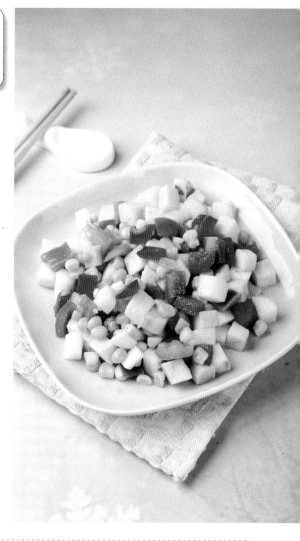

Step 1	Step 2	Step 3	Step 4
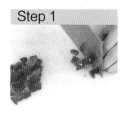	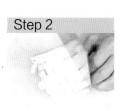	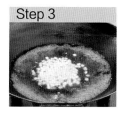	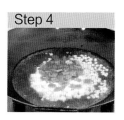

Step 5	Step 6	Step 7	Step 8
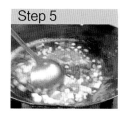	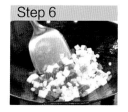	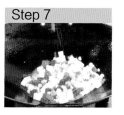	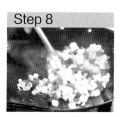

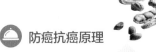

花生

提高活力、防癌抗癌

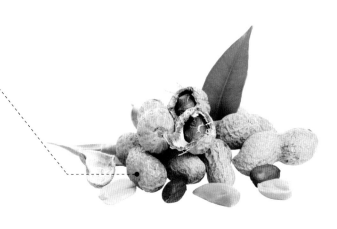

防癌抗癌原理

花生中含有丰富的植物固醇，具有预防肠癌、乳腺癌、前列腺癌的功效。花生中含有的维生素A能阻止致癌物亚硝胺的形成，B族维生素可以阻止化学致癌物的致癌作用。此外，花生中还含有白藜芦醇，是肿瘤类疾病的化学预防剂。

食材档案

▼别名：长生果、长寿果、落花生。

▼性味：性平，味甘。

▼归经：归脾、肺经。

▼适用量：每次约80克。

▼抗癌有效成分：植物固醇、维生素A、B族维生素、白藜芦醇。

食材的选购

选择花生时，以果荚呈土黄色或白色、色泽分布均匀一致者为佳。果仁以颗粒饱满、形态完整、大小均匀、肥厚有光泽者为好。

食用建议

①在花生的诸多吃法中以炖吃为最佳，这样既避免了招牌营养素的破坏，又具有了不温不火、口感潮润、入口好烂、易于消化的特点，老少皆宜。

②花生含有促凝血因子，所以跌打损伤、血脉淤滞者不宜食用花生，否则可能会使血淤不散，加重肿痛症状。

宜　相宜食材搭配组合

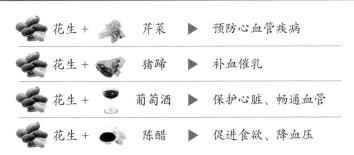

花生 +	芹菜	▶	预防心血管疾病
花生 +	猪蹄	▶	补血催乳
花生 +	葡萄酒	▶	保护心脏、畅通血管
花生 +	陈醋	▶	促进食欲、降血压

桔梗煮花生

花生 ＋ 桔梗 ＝ 抗菌消炎、降糖止咳

☺ **原料** 桔梗10克，花生仁200克，八角、花椒、姜片各少许

✿ **调料** 盐适量

☺ **做法**

1. 砂锅中注入适量的清水，大火烧开。

2. 倒入姜片、八角、花椒、桔梗，放入花生仁。

3. 放入盐，搅拌片刻。

4. 盖上锅盖，烧开后转小火煮30分钟。

5. 揭开锅盖，搅拌片刻，装入盘中即可。

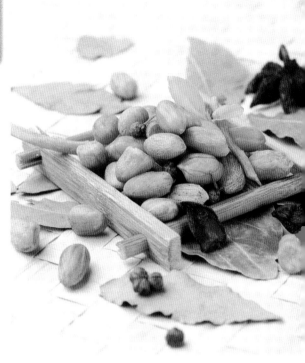

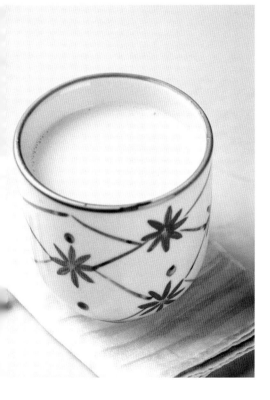

花生牛奶豆浆

花生 ＋ 黄豆 ＝ 增高助长、健脑益智

☺ **原料** 花生米30克，水发黄豆50克，牛奶100毫升

☺ **做法**

1. 将花生倒入碗中，再放入已浸泡8小时的黄豆，加水，洗净后倒入滤网，沥干水分，

2. 倒入豆浆机，倒入牛奶，加水至水位线。

3. 盖上豆浆机机头，选择"五谷"程序，再选择"开始"键，开始打浆。

4. 待豆浆机运转约15分钟，即成豆浆。

5. 把煮好的豆浆倒入滤网，滤取豆浆，撇去浮沫，放凉后即可饮用。

杏仁

明目护肤、预防癌症

🍽 防癌抗癌原理

杏仁中的胡萝卜素含量在果品中仅次于芒果，因此人们经常将杏仁称为抗癌之果。此外，杏仁中还含丰富的维生素B_{17}，是极有效的抗癌物质，并且只对癌细胞有杀灭作用，对正常健康的细胞无任何毒害作用。

📖 食材档案

▼ 别名：核仁、杏子、木落子、苦杏仁、杏梅仁、杏、甜梅。

▼ 性味：性温，味苦。

▼ 归经：归肺、脾、大肠经。

▼ 适用量：每次约20克。

▼ 抗癌有效成分：胡萝卜素、维生素B_{17}。

🛒 食材的选购

选购杏仁时，用指甲按压杏仁，坚硬者为佳。若指甲能轻易按入杏仁里，代表杏仁已受潮，不新鲜。

🍴 食用建议

①产妇、幼儿、湿热体质的人和糖尿病患者不宜吃杏仁及其制品。

②杏仁不可以大量食用，因为杏仁含有毒物质氢氰酸，过量服用可致中毒。

宜 相宜食材搭配组合

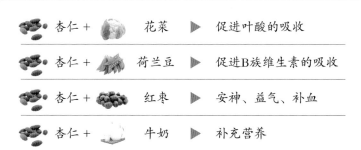

杏仁 + 花菜	▶	促进叶酸的吸收
杏仁 + 荷兰豆	▶	促进B族维生素的吸收
杏仁 + 红枣	▶	安神、益气、补血
杏仁 + 牛奶	▶	补充营养

绿豆杏仁百合甜汤

杏仁 + 绿豆 = 清热利尿、润肺止咳

☻ **原料** 水发绿豆140克，鲜百合45克，杏仁少许

☻ **做法**

1. 砂锅中注入适量清水烧开，倒入洗好的绿豆、少许杏仁。

2. 盖上盖，烧开后用小火煮约30分钟。

3. 揭开盖，倒入洗净的百合，拌匀。

4. 然后盖上盖，用小火煮约15分钟至食材熟透。

5. 揭开盖，搅拌均匀，盛出，装入碗中即可食用。

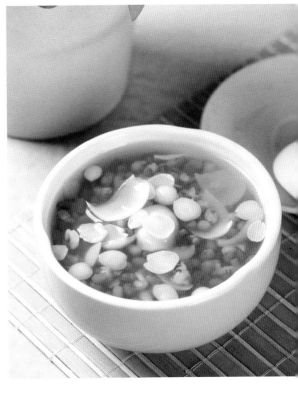

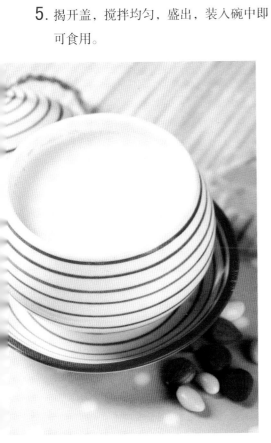

杏仁豆浆

杏仁 + 黄豆 = 降低胆固醇、防治便秘

☻ **原料** 杏仁10克，水发黄豆50克

☻ **做法**

1. 将已浸泡8小时的黄豆倒入碗中，注入适量清水，用手搓洗干净，沥干水分。

2. 将备好的黄豆、杏仁倒入豆浆机中，注入适量清水，至水位线即可。

3. 盖上豆浆机机头，选择"五谷"程序，再选择"开始"键，开始打浆。

4. 待豆浆机运转约15分钟，即成豆浆。

5. 把榨好的豆浆倒入滤网，滤取豆浆，倒入碗中即可。

核桃

滋补肝肾、防癌益智

防癌抗癌原理

核桃中含有叶酸，能够增强人体的免疫力。核桃中还含有B族维生素，能起到防癌抗癌的作用，可以阻止化学致癌物的致癌作用。此外，核桃中还富含维生素E，有助于防治乳腺癌、前列腺癌和肺癌。

食材档案

▼别名：胡桃、英国胡桃、波斯胡桃。

▼性味：性温，味甘。

▼归经：归肺、肾经。

▼适用量：每次约50克。

▼抗癌有效成分：叶酸、B族维生素、维生素E。

食材的选购

选购核桃时，应选个大、外形圆整、干燥、壳薄、表面光洁、壳纹浅而少的。带壳核桃风干后比较容易保存；核桃仁要用有盖的容器密封装好，放在阴凉、干燥处存放，以免受潮。

食用建议

①核桃仁搭配鱼头、益智仁炖汤食用，可改善记忆衰退；搭配花生米、芝麻，打成豆浆食用，可治疗老年人便秘。

②腹泻、阴虚火旺者，痰热咳嗽、便溏腹泻、素有内热盛及痰湿重者，肺脓肿、慢性肠炎患者都不宜食用核桃。

宜 相宜食材搭配组合

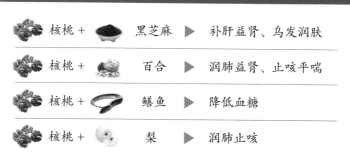

核桃 + 黑芝麻 ▶ 补肝益肾、乌发润肤

核桃 + 百合 ▶ 润肺益肾、止咳平喘

核桃 + 鳝鱼 ▶ 降低血糖

核桃 + 梨 ▶ 润肺止咳

马蹄玉米炒核桃

核桃 ＋ 马蹄 ＝ 利尿排淋、健脑益智

☯ **原料** 马蹄肉200克，玉米粒90克，核桃仁50克，彩椒35克，葱段少许

☯ **调料** 白糖4克，盐、鸡粉各2克，水淀粉、食用油各适量

☯ 做法

1. 洗净的马蹄肉、彩椒均切成小块。
2. 锅中注入适量清水烧开，倒入洗好的玉米粒，拌匀，煮至断生。
3. 倒入马蹄肉，搅拌均匀，加入少许食用油，拌匀，倒入彩椒，加入少许白糖，拌匀。
4. 捞出焯煮好的食材，沥干水分，装入盘中，待用。
5. 用油起锅，倒入少许葱段，爆香。
6. 放入焯过水的食材，炒匀，放入核桃仁，炒匀炒香。
7. 加入适量盐、白糖、鸡粉、水淀粉。
8. 翻炒均匀，至食材入味。
9. 关火后盛出炒好的菜肴即可。

美味再一道

核桃大米羹 ｜做法｜

锅中加水，倒入淘洗干净的大米，放入核桃仁，用大火将水烧开，转小火再煮20分钟，至锅中材料完全熟烂，倒入冰糖，煮2分钟至冰糖完全溶化，盛出即可。

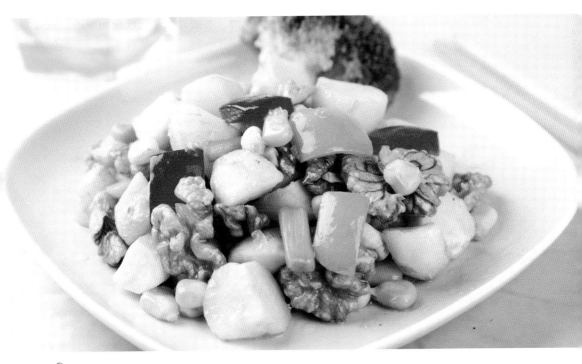

 贴心小叮咛 食材焯过水后很容易熟，因此炒的过程一定要快。

榛子

补脾养胃、明目抗癌

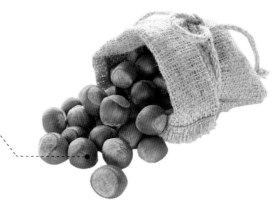

🍲 防癌抗癌原理

榛子中含有抗癌化学物质紫杉酚，对于卵巢癌、乳腺癌等癌症具有很好的抑制作用，经常食用可以延长癌症病人的生存期。榛子的营养丰富，有补脾胃、益气、明目的功效，对消渴、盗汗、夜尿频多等肺肾功能不足之症也颇有疗效。

📇 食材档案

▼别名：山板栗、榧子、尖栗。
▼性味：性平，味甘。
▼归经：归脾、胃经。
▼适用量：每次约20克。
▼抗癌有效成分：紫杉酚。

🛒 食材的选购

选购榛子时，要选择个头较大并且饱满的，因为大颗的果实生长周期长，富含更多的营养成分。优质榛子果实的仁衣色泽黄白、仁肉白净。外壳不能太厚，不能有木质毛绒。

🍽 食用建议

①由于榛子中含有非常丰富的油脂，所以胆功能严重不良者应慎食榛子，而泄泻便溏者也应少食，否则会对身体不利。
②榛子如果存放时间过长，则不宜再食用。

📍宜 相宜食材搭配组合

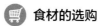

榛子 +	枸杞	▶	补肝益肾、扶住正气
榛子 +	核桃	▶	补充体力、脑力
榛子 +	红枣	▶	益气补血
榛子 +	粳米	▶	健脾开胃、增强免疫力

榛子小米粥

榛子 ＋ 小米 ＝ 补脾养胃、利便止泻

☺ **原料** 榛子45克，水发小米100克，水发大米150克

☺ **做法**

1. 将榛子放入杵臼中，研磨成碎末，再倒入小碟子中，备用。

小提示 ▸ 榛子口感较硬，食用前先研磨成碎末，可以改善口感。

2. 砂锅中注入适量清水烧开。

3. 倒入洗净的大米，放入洗好的小米，搅拌均匀。

4. 盖上盖，用小火煮40分钟，至米粒熟透。

5. 揭开锅盖，搅拌片刻。

6. 关火后盛出煮好的粥，装入碗中，放入备好的榛子碎末，待稍微放凉后即可食用。

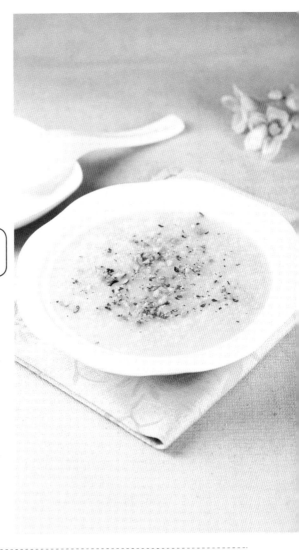

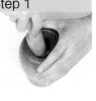
Step 1

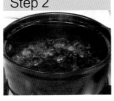
Step 2

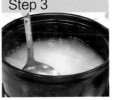
Step 3

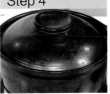
Step 4

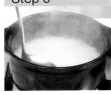
Step 5

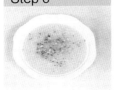
Step 6

贴心小叮咛

搅拌米粥时，一定要搅拌至锅底，以免米粒粘锅。

05 Beans and bean products

豆类、豆制品

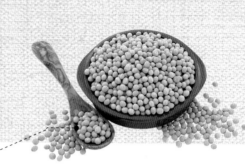

黄豆

补血益气、防癌抗癌

🍲 防癌抗癌原理

黄豆中含有植物脂醇类、皂角苷，这两种物质都是强有力的抗癌物质。其中，植物脂醇类能抑制癌细胞的分化及增生，而皂角苷能刺激免疫系统，直接杀死癌细胞，甚至能够逆转癌细胞的增生。

📇 食材档案

▼别名：大豆、黄大豆。

▼性味：性平，味甘。

▼归经：归脾、大肠经。

▼适用量：每日约50克。

▼抗癌有效成分：植物脂醇类、皂角苷、膳食纤维、B族维生素、维生素E。

🛒 食材的选购

选购黄豆时，颗粒饱满、大小颜色相一致、无杂色、无霉烂、无虫蛀、无破皮的是好黄豆。

🍽 食用建议

①黄豆可直接煮熟食用，也可做成豆浆、豆腐等食用。

②患有严重肝病、肾病、痛风、消化性溃疡、动脉硬化的人，低碘者和对黄豆过敏者禁食黄豆。

③不宜多食炒熟的黄豆。

📍 相宜食材搭配组合

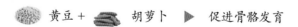

黄豆＋ 胡萝卜 ▶	促进骨骼发育	
黄豆＋ 绿豆 ▶	清热解毒	
黄豆＋ 香菜 ▶	健脾宽中、祛风解毒	
黄豆＋ 牛蹄筋 ▶	预防颈椎病、美容	

黄豆焖茄丁

 黄豆 + 茄子 = 润燥消肿

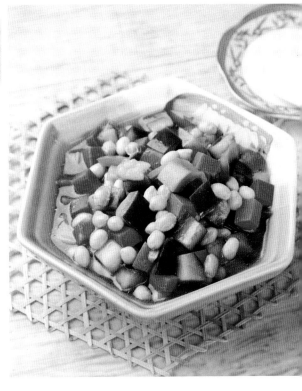

⊙ **原料** 茄子70克，水发黄豆100克，胡萝卜30克，圆椒15克

⊙ **调料** 盐2克，料酒4毫升，鸡粉2克，胡椒粉3克，芝麻油3毫升，食用油适量

✿ **做法**

1. 洗好的胡萝卜、圆椒、茄子均切丁。

2. 油锅中倒入胡萝卜、茄子炒匀，注水，倒入洗净的黄豆，加盐、料酒，烧开后小火煮15分钟，倒入圆椒，中火焖5分钟。

3. 揭盖，加入鸡粉、胡椒粉、芝麻油，转大火收汁，盛出即可。

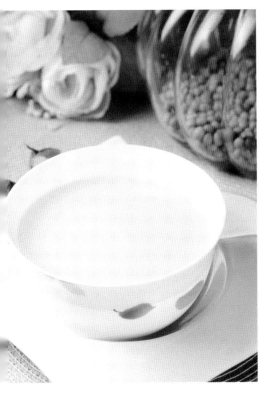

黄豆豆浆

 黄豆 + 白糖 = 滋阴润燥、增高助长

⊙ **原料** 水发黄豆75克

⊙ **调料** 白糖适量

✿ **做法**

1. 将已浸泡8小时的黄豆倒入碗中，加水搓洗干净，沥干水分，倒入豆浆机内，加入适量清水，至水位线即可。

2. 盖上豆浆机机头，选择"五谷"程序，再选择"开始"键，约15分钟，打成豆浆。

3. 把榨好的豆浆倒入滤网，滤去豆渣，加入适量白糖拌至溶化，稍凉后即可饮用。

绿豆

清热解毒、强身抗癌

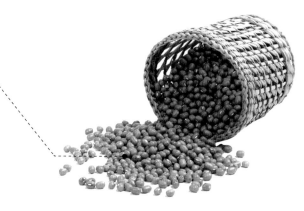

 防癌抗癌原理

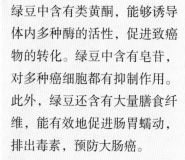

绿豆中含有类黄酮，能够诱导体内多种酶的活性，促进致癌物的转化。绿豆中含有皂苷，对多种癌细胞都有抑制作用。此外，绿豆还含有大量膳食纤维，能有效地促进肠胃蠕动，排出毒素，预防大肠癌。

食材档案

▼别名：青小豆。

▼性味：性凉，味甘。

▼归经：归心、胃经。

▼适用量：每次约100克。

▼抗癌有效成分：类黄酮、皂苷、维生素E、膳食纤维。

食材的选购

选购绿豆时，要挑选无霉烂、无虫口、无变质者，新鲜的绿豆是鲜绿色的，老的绿豆颜色发黄。看绿豆是否被污染一是看绿豆是否干瘪有皱纹，二是看绿豆是否有刺激性的化学气味。储存绿豆时，可以先把绿豆晒一下，用塑料袋装起来，再在袋子里放几瓣大蒜。

食用建议

①夏日饮用淡盐水或者绿豆汤，可以此来平衡身体内的水的供求。

②绿豆汤偏寒，可以败火，寒气较重的人需要适量饮用。

宜　相宜食材搭配组合

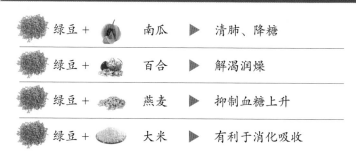

绿豆 +	南瓜 ▶	清肺、降糖
绿豆 +	百合 ▶	解渴润燥
绿豆 +	燕麦 ▶	抑制血糖上升
绿豆 +	大米 ▶	有利于消化吸收

冰糖绿豆沙

绿豆 + 冰糖 = 清热消暑、预防感冒

⊙ **原料** 水发绿豆240克

⊙ **调料** 冰糖30克

⊙ **做法**

1. 砂锅中注入适量清水烧热，倒入洗净的绿豆，搅拌均匀。

2. 盖上盖，用小火煮约10分钟，捞出浮沫。

3. 再盖上盖，用小火煮约40分钟至熟。

4. 揭开盖，倒入冰糖拌匀，用大火煮至糖分溶化。

5. 关火后盛出煮好的绿豆沙即可。

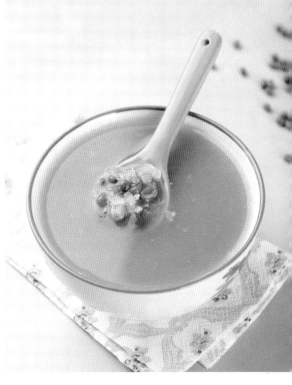

绿豆百合饮

绿豆 + 莲子 = 补脾止泻、养心安神

⊙ **原料** 水发绿豆40克，鲜百合25克，莲子适量

⊙ **做法**

1. 将洗净的莲子倒入豆浆机中，加入洗好的百合、绿豆，注入清水至水位线。

2. 盖上豆浆机机头，选择"五谷"程序，再选择"开始"键，开始打浆。

3. 待豆浆机运转约15分钟，即成豆浆。

4. 把榨好的豆浆倒入滤网，用汤匙轻轻搅拌，滤取豆浆，倒入碗中，用汤匙撇去浮沫即可饮用。

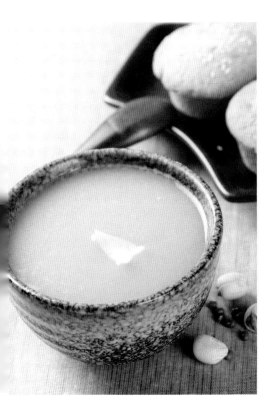

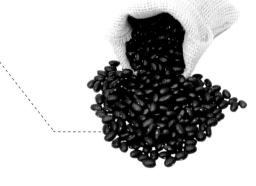

黑豆

补肾活血、益气防癌

🍽 防癌抗癌原理

黑豆中含有微量元素硒，具有防癌作用，对胃癌有防治效果。此外，黑豆中还含有花色苷，这种物质是"多元酚"的一种，具有很强大的抗氧化作用，能够消除人体内的活性氧，破坏癌物质的活性，防止细胞发生癌变。

📇 食材档案

▼别名：乌豆、黑大豆、稽豆、马料豆。

▼性味：性平，味甘。

▼归经：归心、肝、肾经。

▼适用量：每次约100克。

▼抗癌有效成分：锌、硒、花色苷、胡萝卜素、膳食纤维、维生素A、维生素E。

🛒 食材的选购

选购黑豆时，要以豆大而圆润、亮黑有光泽、没有干瘪和虫咬的为佳。

🍽 食用建议

①黑豆生用、煎煮偏寒；炒熟后热性大，多食易上火，且不易消化，故不宜多食。

②儿童不宜食用黑豆。

③黑豆能抑制甲状腺素的产生，所以服用甲状腺素药物时，不宜食用黑豆。

📍宜 相宜食材搭配组合

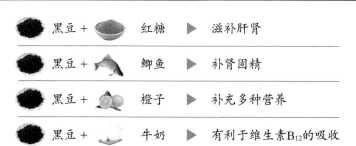

黑豆 + 红糖 ▶ 滋补肝肾

黑豆 + 鲫鱼 ▶ 补肾固精

黑豆 + 橙子 ▶ 补充多种营养

黑豆 + 牛奶 ▶ 有利于维生素B_{12}的吸收

黑豆紫米露

黑豆 + 紫米 = 补血益气、暖胃消渴

☘ **原料** 泡发黑豆、糯米、薏米各40克，水发紫米50克，核桃仁、白芝麻各10克

☘ **调料** 白糖15克

☘ **做法**

1. 将备好的薏米、糯米、黑豆、紫米、白芝麻、核桃仁倒入豆浆机中。

2. 放入白糖，注入适量清水，至水位线。

3. 盖上豆浆机机头，选择"快速豆浆"程序，再选择"开始"键，开始打浆。

4. 待豆浆机运转约15分钟，即成豆浆。

5. 把榨好的黑豆紫米露倒入杯中即可。

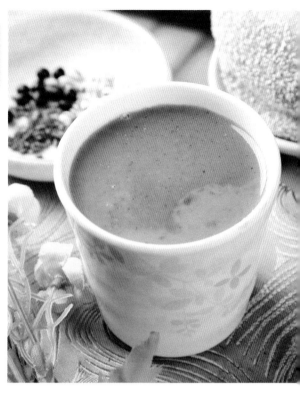

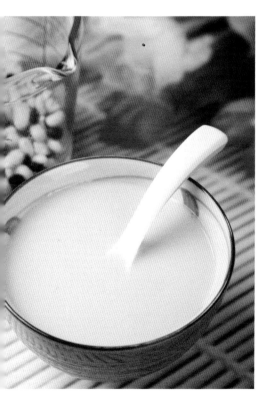

黑豆浆

黑豆 + 黄豆 = 健脑益智、增强体质

☘ **原料** 水发黄豆135克，水发黑豆100克

☘ **调料** 白糖少许

☘ **做法**

1. 取准备好的豆浆机，倒入浸泡好的黑豆和黄豆。

2. 撒上少许白糖，注入适量清水，至水位线即可。

3. 盖上豆浆机机头，选择"五谷"程序，再选择"开始"键，待其运转约15分钟。

4. 断电后取下机头，倒出榨好的豆浆，装入碗中即成。

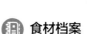

赤小豆

利尿排毒、润肠防癌

防癌抗癌原理

赤小豆中含有较多的皂角苷，可刺激肠道，并有良好的利尿作用，能解酒、解毒。此外，赤小豆中还含有较多的膳食纤维，具有良好的润肠通便作用，经常食用，能够很好地预防大肠癌的发生。

食材档案

▼别名：小豆、红小豆、猪肝赤、杜赤豆。

▼性味：性平，味甘、酸。

▼归经：归心、小肠经。

▼适用量：每次约100克。

▼抗癌有效成分：皂角苷、膳食纤维。

食材的选购

赤小豆和红豆非常容易混淆，在食用之前一定要区分清楚。赤小豆呈细长形状，颗粒要比红豆小，红豆呈圆柱状，表面为暗棕红色。

食用建议

①赤小豆能通利水道，适合水肿以及小便不利者食用，但尿多之人、阴虚而无湿热者要忌食。

③赤小豆不宜长期食用，易令人黑瘦、结燥。

宜 相宜食材搭配组合

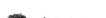 赤小豆 +	南瓜 ▶	辅助治疗感冒、癌症
 赤小豆 +	冬瓜 ▶	通利小便
 赤小豆 +	红枣 ▶	补益心脾
 赤小豆 +	鸡肉 ▶	益气补血、滋阴活血

芸豆赤小豆鲜藕汤

赤小豆 + 芸豆 = 防癌抗癌、增强体质

⊙ **原料** 莲藕300克，水发赤小豆200克，芸豆200克，姜片少许

⊙ **调料** 盐少许

⊙ **做法**

1. 洗净去皮的莲藕切成块待用。

> **小提示** ▷ 莲藕去皮后，放在空气中的时间久了，表面容易发红、变色，如果不急着用，可以先将削了皮的莲藕放入清水中浸泡，用时再捞出，沥干水分即可。

2. 砂锅注入适量的清水，大火烧热。

3. 倒入莲藕、芸豆、赤小豆、少许姜片，搅拌片刻。

4. 盖上锅盖，煮开后转小火煮2个小时至熟软。

5. 掀开锅盖，加入少许盐，搅拌片刻。

6. 将煮好的汤盛出装入碗中即可。

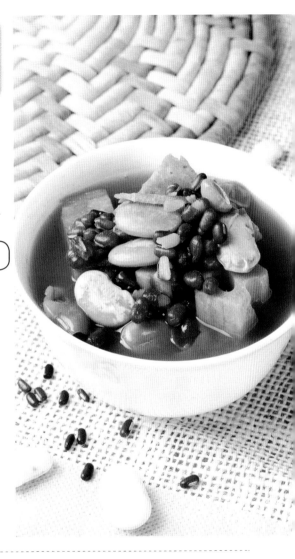

Step 1

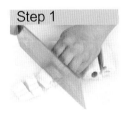

Step 2

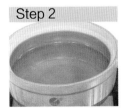

Step 3

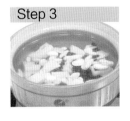

Step 4

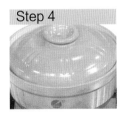

Step 5

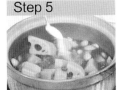

Step 6

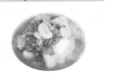

贴心小叮咛

赤小豆可以用温水泡发，这样能减短泡发的时间。

豆腐

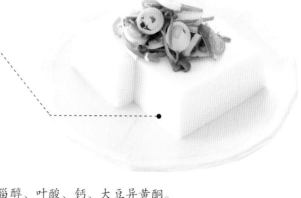

健脑补钙、防癌抗癌

食材档案

▼ 别名：水豆腐、老豆腐。

▼ 性味：性凉，味甘。

▼ 归经：归脾、胃、大肠经。

▼ 适用量：每次约150克。

▼ 抗癌有效成分：锌、甾固醇、豆甾醇、叶酸、钙、大豆异黄酮。

防癌抗癌原理

豆腐中含有的锌能参与人体内核酸、蛋白质的合成，常吃可预防前列腺肿瘤。此外，豆腐中还含有甾固醇、豆甾醇，均是抑癌的有效成分，可抑制乳腺癌、前列腺癌及白血病等。

食材的选购

选购豆腐时需仔细，优质豆腐呈均匀的乳白色或淡黄色，稍有光泽，软硬适度，无杂质，富有一定的弹性，质地细嫩，结构均匀。

食用建议

①豆腐一次性不宜食用过多，容易造成消化不良。

②豆腐中含嘌呤较多，痛风病人和血尿酸浓度增高的患者忌食豆腐。

食材清洗&刀工处理

  豆腐

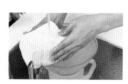
① 用细水流将豆腐粗略地搓洗一遍。

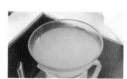
② 取一盆清水。

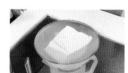
③ 将豆腐放入，浸泡15分钟左右，将苦味泡出来即可。

 豆腐

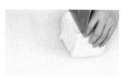
① 用刀切取一块大小适中的豆腐。

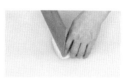
② 将豆腐的凸面切平整。

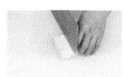
③ 用刀把豆腐全部切成均匀块状即可。

蔬菜浇汁豆腐

豆腐 ＋ 白菜 ＝ 润肠通便、排毒护肝

❀ **原料** 豆腐170克，白菜35克，胡萝卜20克，洋葱15克，鸡汤300毫升

❀ **调料** 食用油适量

❀ **做法**

1. 洗净的豆腐切薄片。

2. 洗好的洋葱切细丝，改切成粒状。

3. 洗净去皮的胡萝卜切片，再切细条形，改切成粒状。

4. 洗好的白菜切细丝，再切丁。

5. 取一蒸盘，放入豆腐，将边缘修齐整，待用。

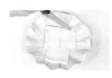 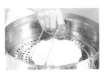

6. 蒸锅上火烧开，放入蒸盘。

7. 盖上盖，用中火蒸约10分钟至其熟透。

8. 揭盖，取出豆腐，待用。

9. 煎锅置于火上烧热，注入适量食用油，倒入洋葱、胡萝卜，炒匀。

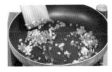 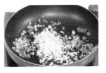

10. 放入白菜，炒至熟软。

11. 注入适量鸡汤，拌匀，用大火略煮一会儿。

12. 关火后盛出，浇在豆腐上即可。

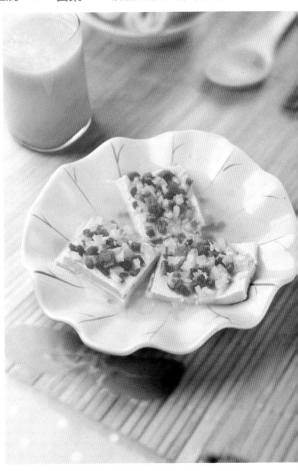

美味再一道

红烧豆腐 ｜**做法**｜

将香菇洗净，切丝；豆腐洗净，切方块，入油锅炸至金黄，捞出；油锅倒入蒜片、香菇炒香，加料酒、水、盐、白糖、鸡粉、老抽炒匀，倒入豆腐煮2分钟，勾芡即可。

 贴心小叮咛 **鸡汤有咸味，因此可以少放或不放盐。**

多彩豆腐

豆腐 ＋ 莴笋 ＝ 开通疏利、消积下气

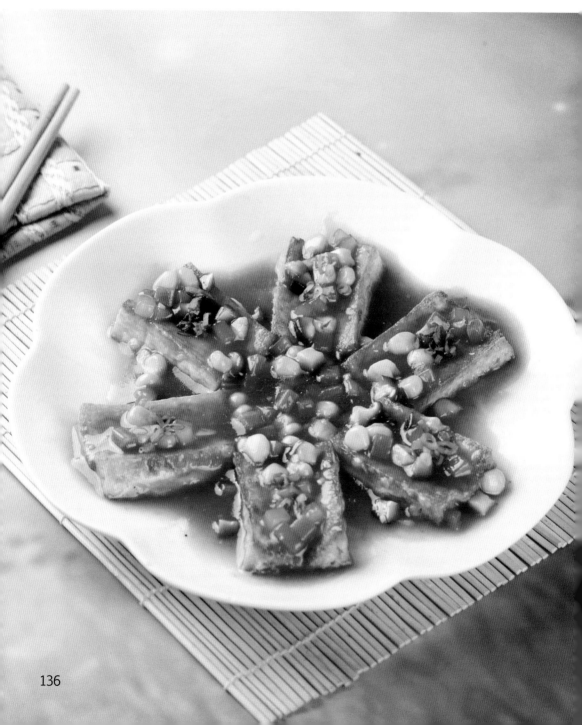

✿ 原料

豆腐300克，莴笋120克，胡萝卜100克，玉米粒80克，鲜香菇50克，蒜末、葱花各少许

✿ 调料

盐3克，鸡粉少许，蚝油6克，生抽7毫升，水淀粉、食用油各适量

莴笋120克

胡萝卜100克

鲜香菇50克

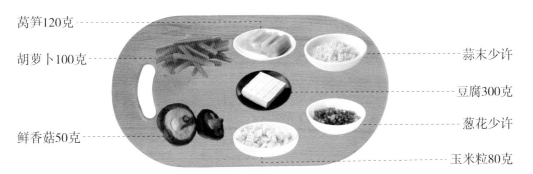

蒜末少许

豆腐300克

葱花少许

玉米粒80克

✿ 做法

1. 将去皮洗净的莴笋切丁。

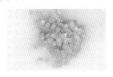 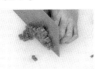

2. 去皮洗净的胡萝卜切丁。

3. 洗净的香菇切丁。

4. 洗净的豆腐切长方块。

5. 锅中注入适量清水烧开，加入少许盐，放入胡萝卜丁、莴笋丁。

6. 倒入洗净的玉米粒，再放入香菇丁，拌匀，焯煮约1分钟。

7. 至食材五六成熟，捞出材料，沥干水分，待用。

8. 煎锅注油，用中火烧热，放入豆腐块，撒上少许盐。

9. 用小火煎出香味，翻转豆腐块，再煎约5分钟，至两面熟透，盛出装盘，待用。

10. 用油起锅，撒上少许蒜末，爆香，倒

入焯过水的材料。

11. 快速炒一会儿，注入适量清水，用中火煮沸。

12. 再放入少许生抽、盐、鸡粉调味，搅拌匀，加入适量蚝油，炒匀。

13. 转大火收汁，用适量水淀粉勾芡，制成酱料，关火待用。

14. 取装有豆腐块的盘子，盛入锅中的酱料，最后撒上少许葱花即成。

小提示 将豆腐摆成花的形状，再倒入酱料，会让成品显得更赏心悦目。

美味再一道

家常豆腐 | 做法 |

将豆腐洗净，切块，焯水；鸡腿菇洗净，切丁；油锅倒入鸡腿菇、青椒，加料酒炒香，加少许清水，加老抽、豆瓣酱拌匀，倒入豆腐，煮沸后加盐调味，勾芡即可。

贴心小叮咛 煎豆腐块时要轻一些，否则会破坏其完整性，影响菜肴的美观。

豆腐皮

降低胆固醇、养心防癌

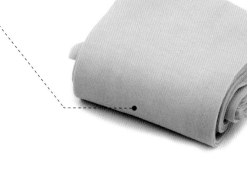

食材档案

▼别名：豆油皮。

▼性味：性平，味甘、淡。

▼归经：归肺、脾、胃经。

▼适用量：每次约50克。

▼抗癌有效成分：植物固醇、叶酸、大豆脂肪、钼。

防癌抗癌原理

豆腐皮中所含的植物固醇有调控身体胆固醇的功能，不但可抗癌，还可降低胆固醇，降低心血管疾病的罹患风险。此外，豆腐皮中还含有叶酸，能阻止化学致癌物的致癌作用。

食材的选购

选购豆腐皮时要注意，优质豆腐皮的颜色通常呈白色或淡黄色，有光泽，富有韧性，软硬适度，不黏手，无杂质，无其他不良气味。

食用建议

长期大量食用豆腐皮，会造成体内含氮废物过多，加重肾脏负担，尤其是肾脏排泄废物能力下降的老年人，应适度食用。

食材清洗&刀工处理

 豆腐

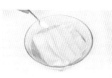

① 将豆腐皮放入碗中，加清水、盐。

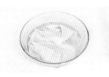

② 搅匀，浸泡15分钟左右。

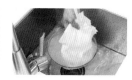

③ 将豆腐皮捞起，冲洗干净，沥干水分即可。

 豆腐

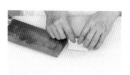

① 取洗净的豆腐皮，卷成筒状。

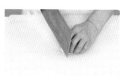

② 用直刀法切丝状。

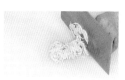

③ 将豆腐皮依次切成均匀的丝即可。

😊 做法

1. 将洗净的豆腐皮展开，切成方块。

2. 卷起方块状豆腐皮，切丝。

3. 洗好的红彩椒去籽，切丝。

4. 洗净的鸡胸肉切片，改切成丝。

5. 热锅注油，倒入切好的鸡胸肉，翻炒均匀。

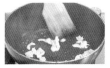 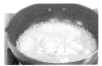

6. 加入料酒，注入鸡汤，用大火煮开。

7. 倒入豆腐皮丝，拌匀，加盐、鸡粉、胡椒粉，拌匀，用大火煮开后转中火稍煮约2分钟至入味。

8. 关火后盛出煮好的汤，装碗，放上彩椒丝、少许香菜即可。

鸡汤豆腐皮丝

豆腐皮　＋　鸡肉　＝　温中补脾、益气养血

😊 **原料**　豆皮130克，鸡汤300毫升，鸡胸肉100克，红彩椒40克，香菜少许

😊 **调料**　盐、鸡粉、胡椒粉各1克，料酒5毫升，食用油适量

美味再一道

浓汤豆腐皮　　|做法|

将豆腐皮洗净，切丝；油锅倒入姜片、蒜末爆香，倒入豆腐皮炒匀，淋料酒提鲜，加500毫升水，加盐、鸡汁、味精拌匀，小火煮4分钟即可。

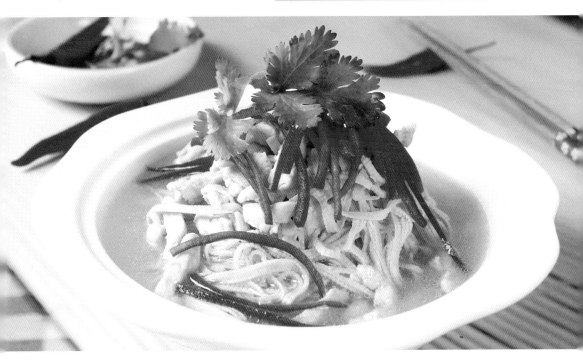

贴心小叮咛　鸡胸肉可事先用调料腌渍一会儿，煮出来更入味。

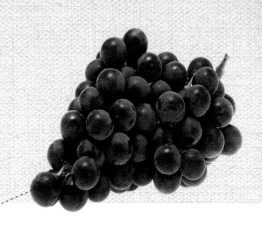

06 Fruit
水果类

葡萄

益气生津、滋补防癌

防癌抗癌原理

葡萄中含有的B族维生素具有防癌抗癌的作用，可以阻止化学致癌物的致癌作用。此外，葡萄中还含有胡萝卜素和维生素C，可阻断致癌物亚硝胺的合成，抑制人体对它的吸收。

食材档案

▼ 别名：草龙珠、山葫芦、蒲桃。

▼ 性味：性平，味甘、微酸。

▼ 归经：归肺、脾、肾经。

▼ 适用量：每次约50克。

▼ 抗癌有效成分：胡萝卜素、B族维生素、维生素C。

食材的选购

选购葡萄时，可以摘底部的一颗尝尝，如果果粒甜美则整串都会很甜。

食用建议

①葡萄保存的时间很短，最好购买后尽快吃完。剩余的可用保鲜袋密封好，放入冰箱。

②葡萄含糖量较高，糖尿病、便秘、肥胖、脾胃虚寒者慎食。

③服用人参者及孕妇慎食葡萄。

宜 相宜食材搭配组合

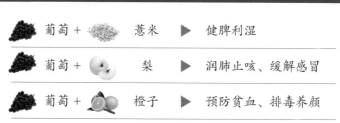

葡萄 + 薏米	▶	健脾利湿
葡萄 + 梨	▶	润肺止咳、缓解感冒
葡萄 + 橙子	▶	预防贫血、排毒养颜
葡萄 + 甘蔗	▶	缓解声音嘶哑

冻葡萄串

葡萄 ＋ 蜂蜜 ＝ 润肺养阴、安神助眠

☉ **原料** 葡萄200克

☉ **调料** 蜂蜜20克

☉ **做法**

1. 洗净的葡萄用竹签串起。

2. 将葡萄串装盘。

3. 淋入蜂蜜。

4. 转动葡萄串，以便均匀沾裹蜂蜜。

5. 放入冰箱冷冻4小时至定型。

6. 取出冻葡萄串，即可食用。

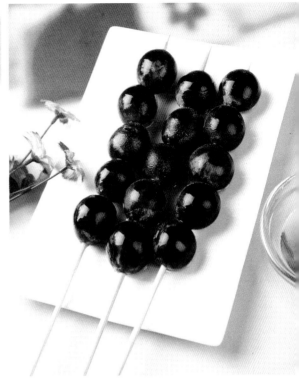

芹菜杨桃葡萄汁

葡萄 ＋ 杨桃 ＝ 祛风利湿、消肿止痛

☉ **原料** 芹菜40克，杨桃180克，葡萄80克

☉ **做法**

1. 洗好的芹菜切段；洗净的葡萄切小块；洗好的杨桃切小块。

2. 取榨汁机，选择搅拌刀座组合，倒入切好的芹菜、葡萄、杨桃。

3. 加入适量矿泉水，盖上盖子，选择"榨汁"功能，榨取蔬果汁。

4. 揭开盖子，将榨好的蔬果汁倒入杯中即可。

苹果

生津润肺、健脾防癌

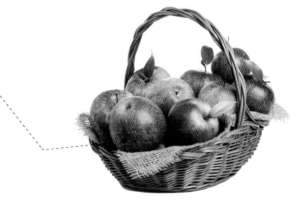

食材档案

- ▼ 别名：柰子、林檎。
- ▼ 性味：性凉，味甘、微酸。
- ▼ 归经：归脾、肺经。
- ▼ 适用量：每次约100克。
- ▼ 抗癌有效成分：果胶、膳食纤维、B族维生素、维生素C、黄酮类化合物。

防癌抗癌原理

苹果中富含膳食纤维，可促进体内毒素的排出。此外，苹果中富含的黄酮类化合物是天然的抗氧化剂，可使遗传物质DNA免受氧化作用的损伤，有较强的抗癌作用。

食材的选购

选购苹果时，应挑选个头适中、果皮光洁、颜色艳丽的。

食用建议

①苹果皮营养成分较高，尽量不要削去皮。
②冠心病、心肌梗塞、肾病、糖尿病患者慎吃苹果。
③平时有胃寒症状者忌生食苹果。

食材清洗 & 刀工处理

 苹果

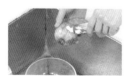
① 将牙膏挤在苹果表面。

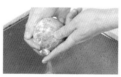
② 用手揉搓苹果，再把牙膏搓匀。

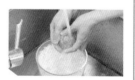
③ 将苹果放在流水下冲洗干净，沥干水分即可。

 苹果

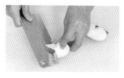
① 取苹果，纵向切成四瓣，去核。

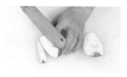
② 将果肉切成均匀的弯月状。

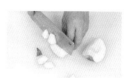
③ 将果肉摆整齐，切成丁即可。

煮苹果

 瘦身减肥、开胃消食

⚙ **原料** 苹果260克

⚙ **做法**

1. 将洗净的苹果取果肉，改切小块。
2. 砂锅中注入适量清水烧开，倒入苹果块，轻轻搅散开。
3. 用中火煮约4分钟，至其析出营养物质。
4. 转大火，搅拌几下，关火后盛出煮好的苹果。
5. 装在小碗中，稍微冷却后食用即可。

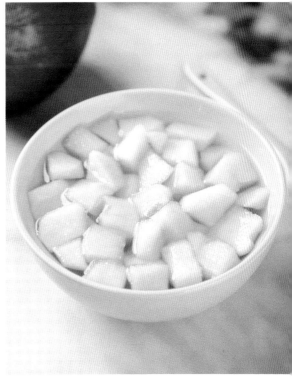

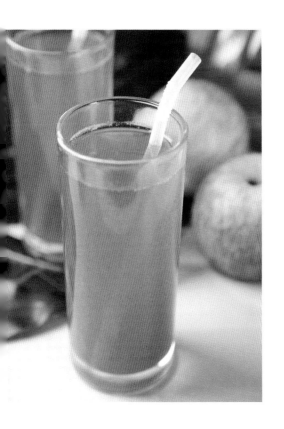

鲜榨苹果汁

 润肠通便、排毒养颜

⚙ **原料** 苹果120克

⚙ **做法**

1. 洗净的苹果取果肉，切成小块。
2. 取备好的榨汁机，倒入部分苹果块。
3. 选择第一档，榨出果汁。
4. 断电后，再次往榨汁机中倒入余下的苹果块，榨取果汁。
5. 将榨好的果汁倒入杯中即可。

柠檬

降低癌症发病率

食材档案

- ▼别名：益母果、柠果、黎檬。
- ▼性味：性微温，味甘、酸。
- ▼归经：归肺、胃经。
- ▼适用量：每次约50克。
- ▼抗癌有效成分：维生素A、B族维生素、类黄酮、果胶。

防癌抗癌原理

柠檬中含有的维生素A能降低癌症发病率，B族维生素能阻止化学致癌物的致癌作用。此外，柠檬还含有类黄酮，能诱导体内多种酶的活性，促进致癌物的转化。

食材的选购

选购柠檬时，果皮要挑选光滑、没有裂痕、没有虫眼的。如果有裂口、虫眼等，建议不要挑选。在挑选柠檬的时候可以看看两端的果蒂部分，如果果蒂是绿色的，就比较新鲜。

食用建议

柠檬一般不能像其他水果一样生吃鲜食，而多用来制作饮料。

食材清洗&刀工处理

 柠檬

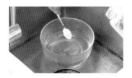

① 在碗里加水，加入淀粉，搅匀。

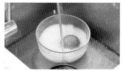

② 将柠檬放入水中，浸泡10分钟。

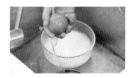

③ 将柠檬用清水冲净，沥干水分即可。

 柠檬

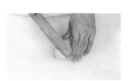

① 取一个洗净的柠檬，将两端切平。

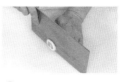

② 用刀将柠檬切成薄片。

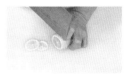

③ 将整个柠檬都切成均匀的薄片即可。

柠檬银耳浸苦瓜

柠檬 ＋ 苦瓜 ＝ 清热解毒、开胃消食

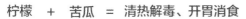

⊙ **原料** 苦瓜140克，水发银耳100克，柠檬50克，红椒圈少许

⊙ **调料** 盐2克，白糖4克，白醋10毫升

⊙ **做法**

1. 洗净的苦瓜去瓤，切片；洗好的柠檬切薄片；泡发的银耳去根部，撕成小块。

2. 取一个碗，倒入白醋、白糖、盐，搅拌至白糖溶化，制成味汁，待用。

3. 另取一个大碗，倒入苦瓜、银耳，放入柠檬片、少许红椒圈，倒入味汁，搅拌均匀，装入盘中即可。

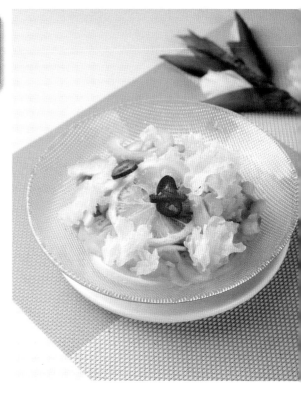

柠檬水

柠檬 ＋ 蜂蜜 ＝ 滋阴润燥、养心护肝

⊙ **原料** 柠檬85克
⊙ **调料** 冰糖适量，蜂蜜15克
⊙ **做法**

1. 将洗净的柠檬切开，再切片。

2. 备好一碗开水，放入柠檬片，搅散，浸泡约5分钟。

3. 倒入适量冰糖，搅匀，至其溶化，放入蜂蜜，搅匀。

4. 再封上保鲜膜，置于5℃的环境中，泡约30分钟。

5. 取泡好的柠檬水，去除保鲜膜。

6. 饮用时装在玻璃杯中即可。

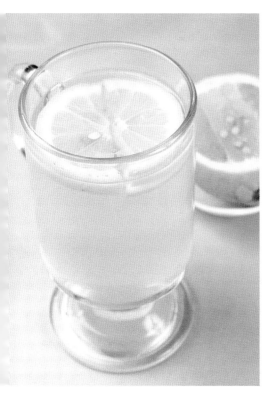

猕猴桃

增强免疫力、防癌抗癌

食材档案

▼别名：狐狸桃、野梨、洋桃、藤梨、猴仔梨。

▼性味：性寒，味甘、酸。

▼归经：归胃、膀胱经。

▼适用量：每次约200克。

▼抗癌有效成分：多肽、谷胱甘肽、半胱氨酸蛋白酶、维生素C。

防癌抗癌原理

猕猴桃中含多肽、谷胱甘肽，能杀伤离体癌细胞，抑制原癌基因的激活，配合抗氧化物质，对肝癌、肺癌、皮肤癌、前列腺癌等多种癌细胞病变有一定的抑制和调理作用。

食材的选购

优质猕猴桃果形规则，每颗80~140克，呈椭圆形，表面光滑无皱，果脐小而圆并向内收缩，果皮呈均匀的黄褐色，果毛细而不易脱落。

食用建议

猕猴桃性寒，不宜多食，否则会致脾胃虚寒、泄泻，因此脾胃虚寒、先兆性流产、月经过多和尿频者忌食。

食材清洗&刀工处理

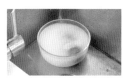
① 将猕猴桃放在淘米水中，浸泡15分钟左右。

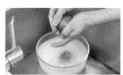
② 用手将猕猴桃表面的毛搓洗干净。

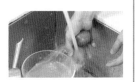
③ 将猕猴桃放在流水下冲洗，沥干水分即可。

① 取一块猕猴桃，用刀横向切片。

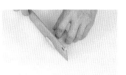
② 切出半月形薄片。

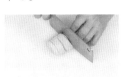
③ 将整块猕猴桃切成半月形薄片即可。

猕猴桃雪梨西米露

猕猴桃 ＋ 梨 ＝ 美容养颜、润肺止咳

☘ **原料** 猕猴桃70克，雪梨100克，西米65克

☘ **调料** 冰糖30克

☘ **做法**

1. 洗净的雪梨去皮、核，切丁。

2. 洗好去皮的猕猴桃切成小块，备用。

3. 砂锅中注入适量清水烧开，倒入西米，拌匀，盖上盖，用小火煮20分钟。

4. 揭开盖，放入切好的雪梨、猕猴桃，搅拌匀。

5. 倒入冰糖，搅拌匀，煮至溶化，拌至入味，关火后将煮好的甜汤盛出，装入碗中即可。

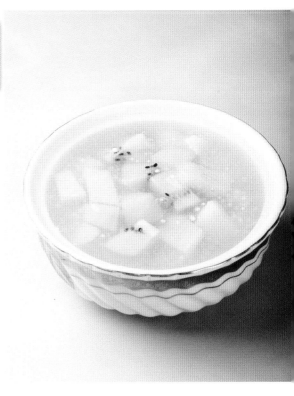

猕猴桃汁

 清热解毒、活血消肿

☘ **原料** 猕猴桃果肉100克

☘ **做法**

1. 猕猴桃果肉切小块。

2. 取备好的榨汁机，放入切好的猕猴桃。

3. 注入适量纯净水，盖好盖子。

4. 选择"榨汁"功能，榨出果汁。

5. 断电后倒出猕猴桃汁，装入杯中即成。

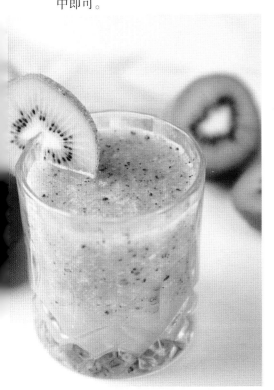

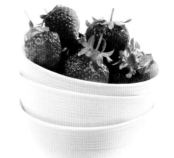

草莓

生津润肺、防癌抗癌

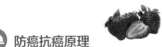

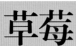 **防癌抗癌原理**

草莓中含有鞣花酸，能保护人体组织不受致癌物的伤害，从而减少癌症的发生，对白血病、再生障碍性贫血等血液病有显著的调理效果。草莓中还含有膳食纤维，能促进肠胃蠕动，润肠通便，对预防大肠癌作用显著。

食材档案

▼别名：洋莓果、红莓、蛇莓、鸡冠果、蚕莓。

▼性味：性凉，味甘、酸。

▼归经：归肺、脾经。

▼适用量：每次约200克。

▼抗癌有效成分：鞣花酸、膳食纤维。

食材的选购

选购草莓时，应选果实硕大坚挺、果形完整、无畸形、外表鲜红发亮及果实无碰伤、冻伤或病虫害的为佳。不要挑选形状奇怪的草莓，果肉如果是空腔则极有可能是激素催熟的。

食用建议

①草莓性凉，不要一次吃太多。

②买来的草莓不马上食用的话，可以先保存起来。但注意保存前不要清洗，带蒂轻轻包好勿压，放入冰箱中即可。

宜 相宜食材搭配组合

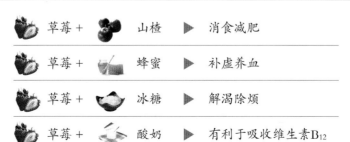

草莓 +	山楂	▶	消食减肥
草莓 +	蜂蜜	▶	补虚养血
草莓 +	冰糖	▶	解渴除烦
草莓 +	酸奶	▶	有利于吸收维生素B_{12}

草莓牛奶羹

草莓 + 牛奶 = 健脑益智、安神助眠

⊙ **原料** 草莓60克，牛奶120毫升

⊙ **做法**

1. 将洗净的草莓去蒂，对半切开，再切成瓣，改切成丁，备用。

2. 取榨汁机，选择搅拌刀座组合，将切好的草莓倒入搅拌杯中。

3. 放入牛奶，注入适量温开水，盖上盖，选择"榨汁"功能，榨取果汁。

4. 断电后倒出汁液，装入碗中即可。

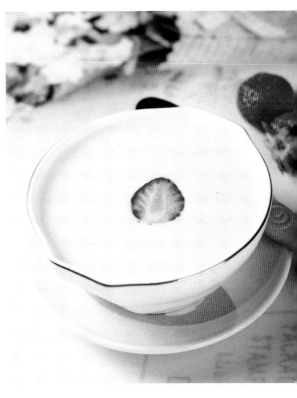

草莓桑葚果汁

草莓 + 桑葚 = 乌发美容、补血养颜

⊙ **原料** 草莓100克，桑葚30克，柠檬30克

⊙ **调料** 蜂蜜20克

⊙ **做法**

1. 洗净去蒂的草莓对半切开，待用。

2. 备好榨汁机，倒入草莓、桑葚。

3. 再挤入柠檬汁，倒入少许清水。

4. 盖上盖，调转旋钮至1档，榨取果汁。

5. 将榨好的果汁倒入杯中，再淋上蜂蜜即可。

蓝莓

抗氧化、防癌抗癌

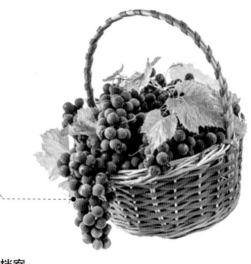

防癌抗癌原理

蓝莓中含有咖啡鞣酸，具有很强的抗氧化作用，对多种癌症包括肺癌、食管癌等都有明显的预防作用。此外，蓝莓中还含有紫檀芪，具有很好的抗氧化、抗炎和抗糖尿病等功效，尤其在预防结肠癌方面，能表现出非常好的功效。

食材档案

▼别名：笃斯越桔、都柿。

▼性味：性凉，味甘、酸。

▼归经：归心、大肠经。

▼适用量：每次约100克。

▼抗癌有效成分：咖啡鞣酸、紫檀芪、花色苷、果胶、维生素C。

食材的选购

选购蓝莓要选择颜色从淡蓝到紫黑、个体完整并有均匀果粉的。市场上的蓝莓大都是装在透明塑胶盒里贩卖，容易因为挤压而破裂，也极易因为皮薄和含有一些水分而长细菌，一定要慎选。

食用建议

①新鲜蓝莓有轻泻作用，腹泻时勿食。

②肾脏病或胆囊病未治愈的患者避免摄入太多蓝莓。

宜 相宜食材搭配组合

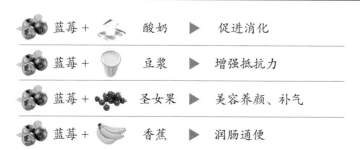

蓝莓 + 酸奶 ▶	促进消化
蓝莓 + 豆浆 ▶	增强抵抗力
蓝莓 + 圣女果 ▶	美容养颜、补气
蓝莓 + 香蕉 ▶	润肠通便

蓝莓果蔬沙拉

蓝莓 ＋ 火龙果 ＝ 润肠排毒、防癌抗癌

⊙ **原料** 黄瓜120克，火龙果肉片110克，橙子100克，雪梨90克，蓝莓80克，柠檬70克

⊙ **调料** 沙拉酱15克

⊙ **做法**

1. 将洗净的橙子取果肉切块；洗净去皮的雪梨切块；洗好去皮的黄瓜切小块。

2. 切好的食材装入碗中，倒入洗净的蓝莓，放入部分火龙果肉片。

3. 挤上沙拉酱、柠檬汁，搅拌至食材入味。

4. 取一个干净的盘子，摆上余下的火龙果肉片，盛入拌好的食材，摆好盘即成。

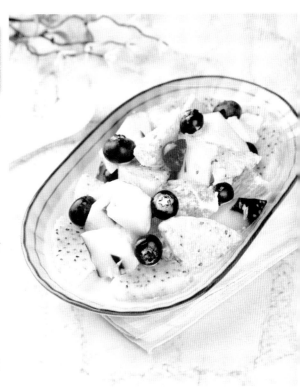

蓝莓葡萄汁

蓝莓 ＋ 葡萄 ＝ 滋补肝肾、益气补虚

⊙ **原料** 葡萄30克，蓝莓20克

⊙ **做法**

1. 取榨汁机，选择搅拌刀座组合。

2. 倒入洗净的蓝莓、葡萄。

3. 倒入适量纯净水。

4. 盖上盖，选择"榨汁"功能，榨取果汁。

5. 将榨好的果汁倒入滤网中，滤入杯中即可。

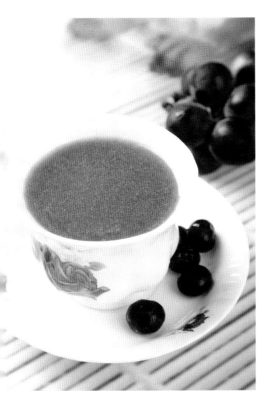

香蕉

润肠、降血压、防癌

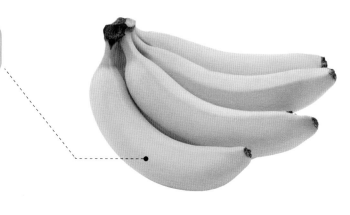

🈴 食材档案

▼别名：蕉果。

▼性味：性寒，味甘。

▼归经：归脾、胃经。

▼适用量：每次约150克。

▼抗癌有效成分：胡萝卜素、B族维生素、维生素C、膳食纤维、肿瘤坏死因子。

🍽 防癌抗癌原理

香蕉越成熟，其抗癌效能就越好。香蕉中含有的肿瘤坏死因子有抗癌的作用，香蕉中含有胡萝卜素和维生素C，能够阻断致癌物亚硝胺的合成，起到防癌作用。

🛒 食材的选购

选购香蕉时，一般选择外皮完好无损的，有的香蕉外皮可能会出现黑点，这个是正常的，只要出现黑点没有烂就可以。选购时，两指轻轻捏果身，富有弹性为成熟适度果。

🍴 食用建议

虚寒腹泻者、糖尿病患者、女子月经来潮期间忌食香蕉。

食材清洗&刀工处理

 香蕉

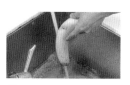
① 将香蕉放在流水下冲洗一遍。

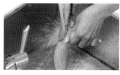
② 用刷子轻刷香蕉表皮。

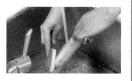
③ 将香蕉在流水下冲洗干净，沥干水分即可。

 香蕉

① 将洗净的香蕉的皮剥掉。

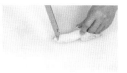
② 用刀切去香蕉的不平整的一端。

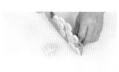
③ 将香蕉切成厚薄均匀的圆片即可。

香蕉燕麦粥

香蕉 + 燕麦 = 养心健脾、清肠排毒

⊙ **原料** 水发燕麦160克，香蕉120克，枸杞少许

⊙ **做法**

1. 将洗净的香蕉剥去果皮，把果肉切成丁，备用。
2. 砂锅中注入适量清水烧热，倒入洗好的燕麦。
3. 盖上盖，烧开后用小火煮30分钟至燕麦熟透。
4. 揭盖，倒入香蕉，放入少许枸杞，搅拌匀，用中火煮5分钟，关火后盛出。

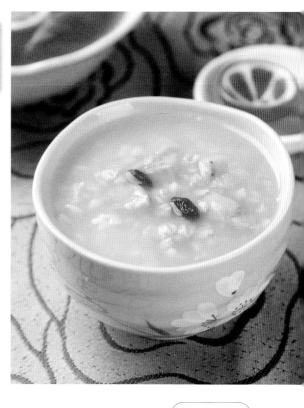

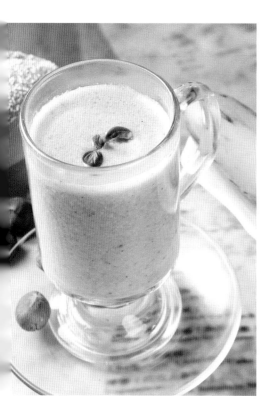

香蕉榛果奶昔

香蕉 + 白糖 = 润肠排毒、润肺止咳

⊙ **原料** 香蕉300克，配方奶粉30克，榛子仁粉45克

⊙ **调料** 白糖适量

⊙ **做法**

1. 取一个杯子，倒入榛子仁粉、配方奶粉，注入适量温开水，搅拌均匀。
2. 香蕉去皮，切成块，待用。
3. 取榨汁机，倒入香蕉，倒入调好的奶粉汁，盖上盖，按"榨汁"键，开始榨汁。
4. 待榨好后，将奶昔装入杯中，加入适量白糖，搅拌均匀，即可饮用。

木瓜

润肠、美白、防癌

 食材档案

▼ 别名：番瓜、乳瓜、木梨、万寿果、石瓜。

▼ 性味：性温，味酸。

▼ 归经：归肝、脾经。

▼ 适用量：每次约200克。

▼ 抗癌有效成分：木瓜提取物、维生素C、膳食纤维。

 防癌抗癌原理

木瓜中含有的木瓜提取物有防癌功效，对肿瘤细胞有明显的抑制作用。木瓜中还含有维生素C、膳食纤维，能阻断致癌物亚硝胺的合成，有效促进肠胃蠕动，可以预防大肠癌。

食材的选购

选购木瓜时，要买个头较大、较胖的。一般来讲，斑点越密越好，品质良好的木瓜有些清香味，如果发臭就不好吃。

食用建议

①治病多采用北方木瓜，不宜鲜食。

②怀孕时不宜吃木瓜，会引起子宫收缩。

③木瓜中的番木瓜碱有小毒，一次不宜吃多。

食材清洗&刀工处理

 木瓜

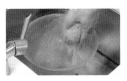

① 将木瓜用清水冲洗一遍。

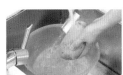

② 一边用清水冲洗，一边用刷子刷洗外皮。

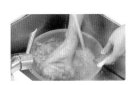

③ 将木瓜放在清水下冲洗干净，沥干水分即可。

 木瓜

① 将木瓜从中间拦腰切开，一分为二。

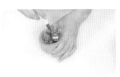

② 用小勺子将木瓜的籽挖干净。

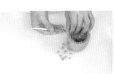

③ 将木瓜皮边缘刻上V字形缺口即可。

酸辣木瓜丝

木瓜 ＋ 黄瓜 ＝ 清热利尿、排毒养颜

☺ **原料** 去皮木瓜220克，黄瓜65克，熟白芝麻30克，蒜末少许

☺ **调料** 盐2克，白糖1克，辣椒油5毫升，苹果醋15毫升

☺ **做法**

1. 洗净去皮的木瓜切丝；洗好的黄瓜切丝。

2. 沸水锅中加入少许盐，倒入木瓜丝，焯煮一会儿至断生，捞出，沥干水分，放入碗里。

小提示 木瓜焯煮的时间不宜过长，以免煮太软影响口感，1分钟左右即可。

3. 在木瓜丝里加入凉水，将木瓜丝降温。

4. 倒去木瓜丝里的水，再放入黄瓜丝，倒入少许蒜末，加入苹果醋。

5. 放入盐、白糖、辣椒油，拌匀至入味。

6. 将拌好的菜品装盘，撒上熟白芝麻即可。

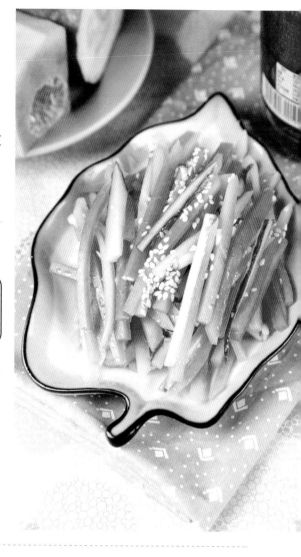

Step 1
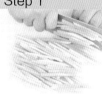

Step 2
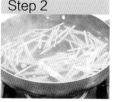

Step 3

Step 4

Step 5

Step 6
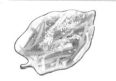

贴心小叮咛

清洗木瓜时，可用软毛刷子轻轻刷去表面的污渍。

155

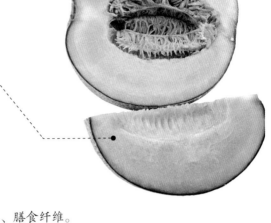

哈密瓜

清肺止咳、利水防癌

食材档案

- ▼别名：甜瓜、甘瓜、果瓜。
- ▼性味：性寒，味甘。
- ▼归经：归肺、胃、膀胱经。
- ▼适用量：每次约150克。
- ▼抗癌有效成分：类黄酮、维生素C、膳食纤维。

防癌抗癌原理

哈密瓜中含有抗氧化剂类黄酮，可以保护正常细胞，预防癌症。哈密瓜含有维生素C、膳食纤维，能阻断致癌物亚硝胺的合成，有效促进肠胃蠕动，对预防大肠癌有益。

食材的选购

不同品种的哈密瓜，根据顶端颜色就可以断定成熟的程度。绿皮和麻皮的哈密瓜成熟时头部顶端会变成白色；黄皮的哈密瓜成熟时顶部会变成鲜黄色。

食用建议

若是已经切开的哈密瓜，要尽快食用，或用保鲜膜包好，放入冰箱。

食材清洗&刀工处理

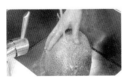

① 用流水将哈密瓜冲洗一遍。

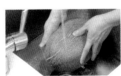

② 边冲边搓洗。

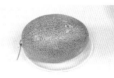

③ 将哈密瓜沥干水分即可。

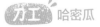

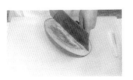

① 将哈密瓜从中间切成若干份梳子状。

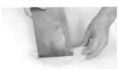

② 用平刀将瓜皮、瓜瓤去掉。

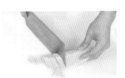

③ 依次把哈密瓜切成块即可。

椰香哈密瓜球

哈密瓜 ＋ 椰浆 ＝ 利尿消肿、补水养颜

☺ **原料** 哈密瓜800克，椰浆20毫升，牛奶200毫升

☺ **做法**

1. 用挖球器挖取哈密瓜果肉。
2. 把哈密瓜球放入杯中，待用。
3. 砂锅中倒入牛奶、椰浆。
4. 略煮一会儿。
5. 关火后盛出煮好的奶汁，倒入杯中即可。

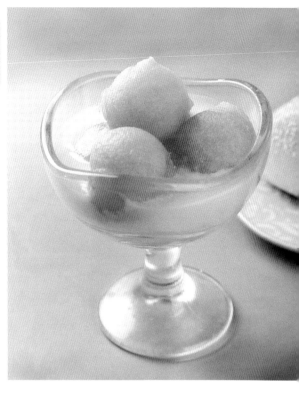

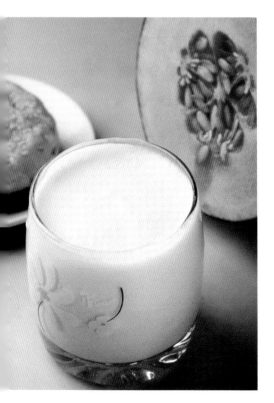

哈密瓜奶昔

哈密瓜 ＋ 牛奶 ＝ 安神助眠、补脑润肤

☺ **原料** 哈密瓜180克，牛奶350克，奶油35克

☺ **做法**

1. 洗净去皮的哈密瓜切开，去除瓜瓤，将果肉切成小块。
2. 取榨汁机，选择搅拌刀座组合。
3. 倒入哈密瓜、奶油，再注入牛奶。
4. 盖上盖，选择"榨汁"功能，榨取汁水。
5. 断电后倒出榨好的奶昔即可。

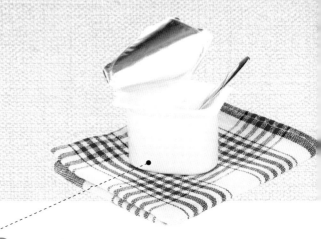

07 The rest
其他类

酸奶
生津止渴、降压防癌

防癌抗癌原理

酸奶中含有维生素A、维生素B$_1$、维生素B$_2$、维生素B$_{12}$、维生素D、维生素E等多种维生素，还有大量的乳酸、乳酸钙，这些活性物质协同作用，能起到抗癌的功效。

食材档案

▼别名：酸牛奶。
▼性味：性平，味酸、甘。
▼归经：归心、肺、胃经。
▼适用量：每日约200克。
▼抗癌有效成分：多种维生素、乳酸、乳酸钙。

食材的选购

选购酸奶时，不要选择不凝固或凝块不紧密、脆弱、乳清分离、稀汤状的酸奶。买低糖酸奶或低脂酸奶也可以，但注意不要买蛋白质含量>1.0%的，那不是真正的酸奶。

食用建议

①饮用酸奶时最好不要加热，因酸奶中的有效益生菌在加热后会大量死亡，使营养价值降低。
②自制酸奶时不要放糖，吃时再放口感更好。

宜 相宜食材搭配组合

酸奶 +	木瓜	▶	润肠通便
酸奶 +	桃子	▶	增加营养价值
酸奶 +	猕猴桃	▶	促进肠道健康
酸奶 +	苹果	▶	开胃消食

酸奶草莓

酸奶 ＋ 草莓 ＝ 保护牙齿、减肥瘦身

☺ **原料** 草莓90克，酸奶100克

☺ **调料** 蜂蜜适量

☺ **做法**

1. 将洗净的草莓切去蒂，切小块，备用。
2. 取一个干净的碗，倒入草莓块。
3. 放入备好的酸奶，搅拌匀。
4. 淋上适量蜂蜜。
5. 快速搅拌一会儿，至食材入味。
6. 再取一个干净的盘子，盛入拌好的食材，摆好盘即成。

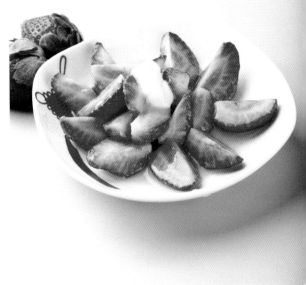

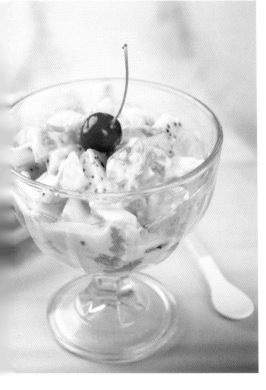

酸奶水果杯

酸奶 ＋ 火龙果 ＝ 降低胆固醇、预防便秘

☺ **原料** 火龙果130克，橙子70克，苹果80克，酸奶75克

☺ **做法**

1. 火龙果取果肉，切小块。
2. 橙子取果肉，切小块。
3. 洗净的苹果取果肉，切小块。
4. 取一个干净的玻璃杯。
5. 放入切好的火龙果、橙子和苹果。
6. 均匀地淋上酸奶即可。

牛奶

增强免疫力、补钙抗癌

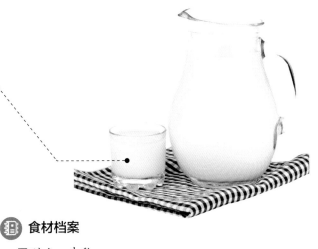

🍽 防癌抗癌原理

牛奶中含有大量的酪蛋白，它被胰蛋白酶分解以后，可以抑制癌细胞的生长。牛奶中还含有多种免疫球蛋白，能有效增强人体的免疫力和抗癌能力。

📖 食材档案

▼别名：牛乳。

▼性味：性平，味甘。

▼归经：归心、肺、肾、胃经。

▼适用量：每次约500毫升。

▼抗癌有效成分：免疫球蛋白、酪蛋白、神经鞘磷脂、丁酸、类胡萝卜素。

🛒 食材的选购

新鲜优质牛奶应有鲜美的乳香味，以乳白色、无杂质、质地均匀为宜。建议选购盒装、品质有保证的牛奶。

🍴 食用建议

①乳糖酸缺乏、胆囊炎、胰腺炎患者不宜饮用；结石患者遵医嘱饮用。

②将鲜牛奶用小火煮沸以后，离火冷却，待奶的表面结成一层薄膜以后，将其轻轻揭下来，再将奶煮沸、冷却、去膜，如此反复几次，直到冷却后表面不再结膜。这样除掉了脂肪，就成了脱脂牛奶。

宜　相宜食材搭配组合

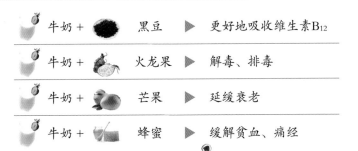

牛奶 +	黑豆	▶	更好地吸收维生素B_{12}
牛奶 +	火龙果	▶	解毒、排毒
牛奶 +	芒果	▶	延缓衰老
牛奶 +	蜂蜜	▶	缓解贫血、痛经

牛奶杏仁露

 牛奶 + 杏仁 = 美容护肤、安神补脑

- ✿ **原料** 牛奶300毫升，杏仁50克
- ✿ **调料** 冰糖20克，水淀粉50毫升
- ✿ **做法**

1. 砂锅中注水烧开，倒入杏仁，拌匀。
2. 加盖，用大火煮开后转小火续煮15分钟至熟。
3. 揭盖，加入冰糖，搅拌至溶化。
4. 倒入牛奶，拌匀。
5. 用水淀粉勾芡，稍煮片刻，搅拌至呈浓稠状。
6. 关火后盛出煮好的杏仁露，装碗即可。

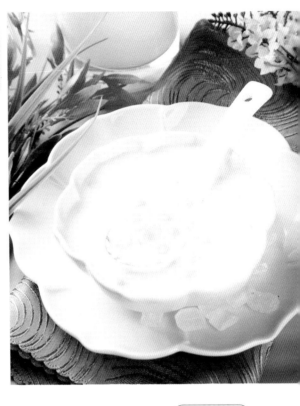

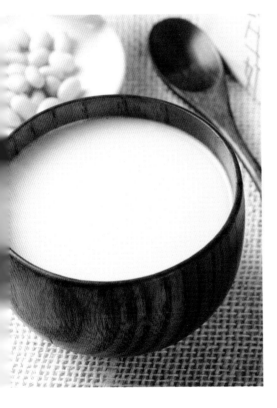

牛奶豆浆

 牛奶 + 黄豆 = 润肠通便、清肠排毒

- ✿ **原料** 水发黄豆50克，牛奶20毫升
- ✿ **做法**

1. 将已浸泡8小时的黄豆倒入碗中，注入适量清水，用手搓洗干净，沥干水分。
2. 将黄豆、牛奶倒入豆浆机中，注入适量清水，至水位线即可。
3. 盖上豆浆机机头，选择"五谷"程序，再选择"开始"键，开始打浆。
4. 待豆浆机运转约15分钟，即成豆浆。
5. 把榨好的豆浆倒入滤网，滤取豆浆，倒入碗中即可。

绿茶

提神、护齿、防癌

 防癌抗癌原理

绿茶中含有茶多酚，茶多酚可以阻断亚硝酸胺等多种致癌物质在体内合成，并且能够提高机体免疫力。绿茶中的茶多酚对胃癌、肠癌等多种癌症的预防和辅助治疗都有好处。

食材档案

▼别名：苦茗。

▼性味：性凉，味甘、苦。

▼归经：归心、肺、胃经。

▼适用量：每日约50克。

▼抗癌有效成分：茶多酚、维生素。

食材的选购

选购绿茶时要选新鲜的，陈年的茶叶不宜饮用。绿茶品种很多，如龙井、碧螺春等。上好的绿茶是一叶一芽，没有粗梗和大叶子。按季节分的话，春茶品质最佳。

食用建议

①失眠者、孕妇及产妇在哺乳期者忌饮绿茶，有胃、十二指肠溃疡的老年人，不宜清晨空腹饮绿茶。

②第一遍冲泡的绿茶最好倒掉。

宜 相宜食材搭配组合

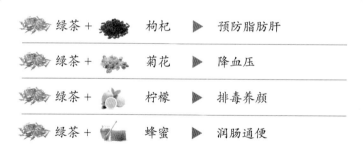

绿茶 + 枸杞	▶	预防脂肪肝
绿茶 + 菊花	▶	降血压
绿茶 + 柠檬	▶	排毒养颜
绿茶 + 蜂蜜	▶	润肠通便

百合绿茶

绿茶 ＋ 百合 ＝ 养心润肺、提神醒脑

☘ **原料** 绿茶叶15克，鲜百合花少许

☘ **调料** 白糖适量

☘ **做法**

1. 取一碗清水，倒入绿茶叶，清洗干净。

2. 捞出材料，沥干水分，装入小碗中待用。

3. 另取一个玻璃壶，倒入洗好的绿茶，放入少许洗净的鲜百合花。

4. 注入适量的开水，至七八分满，泡约3小时，倒入杯中，加入适量白糖，拌匀即可饮用。

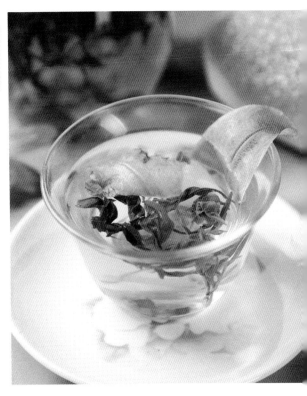

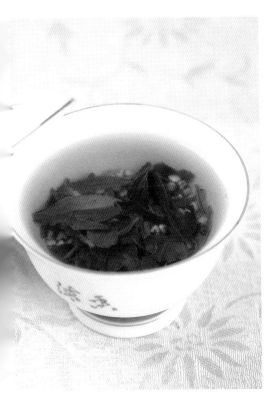

荞麦绿茶

绿茶 ＋ 荞麦 ＝ 开胃宽肠、下气消积

☘ **原料** 荞麦10克，绿茶5克

☘ **做法**

1. 取茶杯，放入洗净的荞麦、绿茶。

2. 倒入少许热水，略泡片刻，倒掉水。

3. 再重新注入适量开水。

4. 盖上杯盖，泡3分钟，至其析出有效成分。

5. 揭开杯盖，即可饮用。

蜂蜜

对抗肿瘤转移

 防癌抗癌原理

蜂蜜能够在一定程度上抗肿瘤转移，并且使肿瘤生长减缓。蜂蜜中的B族维生素已被证实有防癌作用，可以降低化学致癌物的致癌作用。

 食材档案

▼别名：白蜜、生蜂蜜、炼蜜。

▼性味：性平，味甘。

▼归经：归脾、肺、大肠经。

▼适用量：每次约100克。

▼抗癌有效成分：B族维生素。

🛒 **食材的选购**

选购蜂蜜时，以色浅、光亮透明、黏稠适度者为佳，且有浓厚的天然花蜜香气，味道清爽、细腻、味甜、喉感清润、余味轻悠。取少许蜂蜜，放在洁净干燥的手心上，用手指搓捻，一般纯正的蜂蜜结晶或凝固结晶都比较粘而细腻，用手指捻后无粗糙感。若结晶颗粒粗糙，手指捻后有粗糙感的，则有掺伪的可能。

🍽 **食用建议**

①蜂蜜不能加热至60℃以上，否则会破坏其营养成分。

②湿阻中焦的脘腹胀满者慎食蜂蜜。

📍 宜 **相宜食材搭配组合**

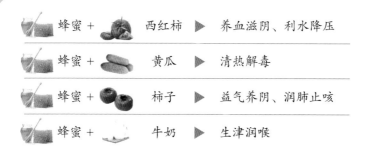

蜂蜜 +	西红柿	▶	养血滋阴、利水降压
蜂蜜 +	黄瓜	▶	清热解毒
蜂蜜 +	柿子	▶	益气养阴、润肺止咳
蜂蜜 +	牛奶	▶	生津润喉

榛子蜂蜜粥

蜂蜜 ＋ 榛子 ＝ 健脾和胃、益肝明目

☼ **原料** 水发大米230克，榛子仁粉40克

☼ **调料** 蜂蜜适量

☼ **做法**

1. 砂锅中注入适量清水，大火烧热，倒入泡发好的大米，搅拌均匀。

2. 盖上锅盖，煮开后转中火煮30分钟。

3. 掀开锅盖，倒入备好的榛子仁粉，持续搅拌片刻，使其混合均匀。

4. 关火，将粥盛出，装入碗中，浇上适量蜂蜜即可。

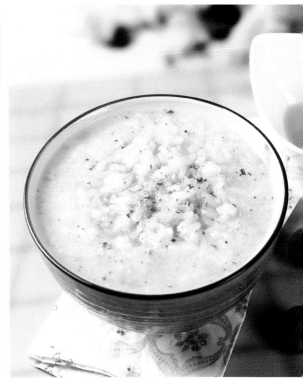

蜂蜜玉米汁

蜂蜜 ＋ 玉米 ＝ 润肠通便、滋阴润燥

☼ **原料** 鲜玉米粒100克

☼ **调料** 蜂蜜15克

☼ **做法**

1. 取榨汁机，选择组好"搅拌刀座"组合，将洗净的玉米粒装入搅拌杯中。

2. 加入适量纯净水，盖上盖，选择"榨汁"功能，榨取玉米汁。

3. 揭开盖子，将榨好的玉米汁倒入锅中。

4. 盖上盖，用大火加热，煮至沸。

5. 揭开盖子，加入蜂蜜，略微搅拌后盛出，装入杯中，放凉即可饮用。

大蒜

抗菌消炎、防癌抗癌

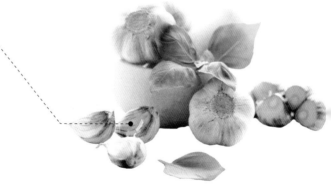

食材档案

- ▼别名：葫、葫蒜。
- ▼性味：性温，味辛。
- ▼归经：归脾、胃、肺经。
- ▼适用量：每次约5克。
- ▼抗癌有效成分：烷、大蒜素、硒、锗化物。

防癌抗癌原理

大蒜中含有丰富的烷，能抑制癌细胞增生。大蒜中的硒有防癌作用，对胃癌有防治效果。大蒜还含有大蒜素，能抑制腺癌细胞集中，抗癌功效甚至比常用抗癌药物好。

食材的选购

选购大蒜时，以瓣种外皮干净、带光泽、无损伤和烂瓣者为上品。

食用建议

①大蒜对消化道黏膜有一定的刺激，消化道黏膜溃疡者必须慎食。
②大蒜中的有效成分易刺激眼睛，故眼病患者忌用。

食材清洗&刀工处理

 大蒜

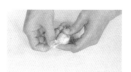
① 用手剥去大蒜的外衣。

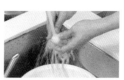
② 冲洗大蒜，剥去大蒜的透明薄膜。

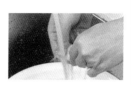
③ 将大蒜清洗干净，沥干水分即可。

 大蒜

① 取洗净的蒜瓣，用刀面将大蒜拍碎。

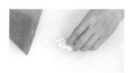
② 将拍碎的大蒜聚集在一起。

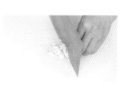
③ 将大蒜切成碎末即可。

☺ 做法

1. 洗好的红椒切细丝。
2. 洗净的腐竹切粗丝。
3. 将火腿切片，再切粗条。
4. 锅中注入适量清水烧开，加入适量食用油。
5. 倒入腐竹、红椒，拌匀，煮至断生。
6. 捞出材料，沥干水分，待用。
7. 取一个大碗，倒入腐竹、红椒，加入少许盐。

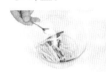

8. 拌匀，腌渍约5分钟。
9. 放入香菜、火腿，撒上少许蒜末。
10. 加入鸡粉、生抽、芝麻油。
11. 拌匀，至食材入味，盛盘即成。

蒜泥三丝

大蒜 + 火腿 = 健脾开胃、生津益血

☺ **原料** 火腿120克，水发腐竹80克，红椒20克，香菜15克，蒜末少许

☺ **调料** 盐2克，鸡粉2克，生抽4毫升，芝麻油8毫升，食用油适量

美味再一道

蒜炒麻叶 ｜做法｜

油锅倒入蒜末炒香，放入洗净的麻叶，翻炒均匀，加盐、鸡粉炒匀，至食材入味，盛入盘中即可。

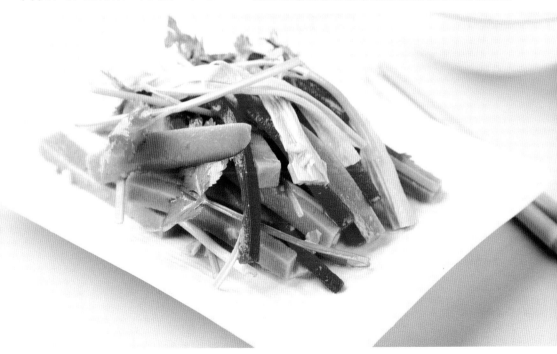

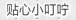 **贴心小叮咛** 腐竹可用温水泡发，能节省泡发的时间。

姜

降低癌症发病率

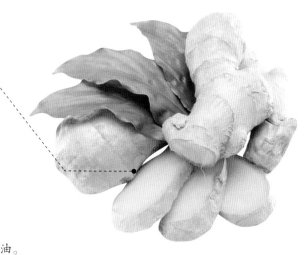

食材档案

▼别名：生姜。

▼性味：性微温，味辛。

▼归经：归脾、胃、肺经。

▼适用量：每次约5克。

▼抗癌有效成分：姜油酮、鲜姜油。

防癌抗癌原理

姜中特有的香辣味是由于其姜油酮及其异构体鲜姜油所致，能有效地抗菌解毒。姜有抑菌和抑制癌细胞活性的作用，从而降低发生癌症的危险。此外，姜也可抑制癌细胞生长。

食材的选购

选购嫩姜时，要选芽尖细长的，可用鼻子闻一下，若有淡淡的硫黄味，千万不要买。用手捏，要买肉质坚挺、不酥软、姜芽鲜嫩的。

食用建议

①食用姜时不要去皮，易上火。

②腐烂的姜会产生一种毒性很强的物质，易影响肝脏代谢功能，因此不可误食，以免中毒。

食材清洗&刀工处理

 姜

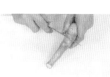

① 将生姜放在清水里清洗一下，用小刀去皮。

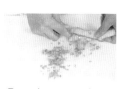

② 将表皮刮干净。

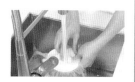

③ 把刮完皮的生姜放在水龙头下冲洗，沥干水分即可。

 姜

① 取一块洗净去皮的生姜，平放。

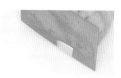

② 将生姜切成薄片。

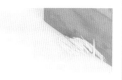

③ 把生姜片摆放整齐，切成细丝即可。

姜汁撞奶

姜　+　牛奶　=　驱寒养胃、安神助眠

☺ **原料**　姜汁55毫升，牛奶75毫升

☺ **调料**　白糖少许

☺ **做法**

1. 锅置于火上，注入备好的牛奶，用大火略煮。

2. 撒上少许白糖，快速搅拌一会儿，至白糖溶化。

3. 关火后凉至奶汁的温度为70℃，待用。

4. 取一个玻璃杯，倒入备好的姜汁。

5. 再盛入锅中的奶汁，趁热饮用即成。

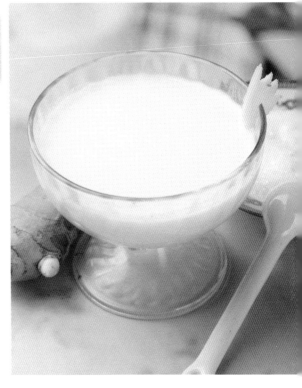

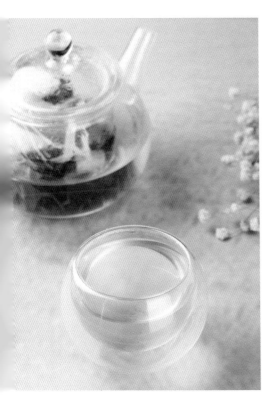

姜丝绿茶

姜　+　绿茶　=　防癌抗癌、补肾活血

☺ **原料**　姜丝15克，绿茶叶8克

☺ **做法**

1. 取一个干净的茶壶，把绿茶叶装入备好的茶壶中。

2. 放入备好的姜丝。

3. 倒入适量开水，至八九分满。

4. 盖上盖，焖5分钟，至茶水散出清香味。

5. 揭盖，把焖好的茶水倒入茶杯中，趁热饮用即可。

茴香

健胃理气、散寒防癌

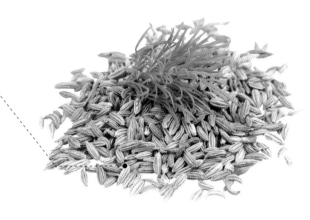

防癌抗癌原理

茴香中含有的多聚糖具有抗肿瘤的作用。其所含的挥发油可以促进肠胃蠕动，对腰酸冷痛、虚寒内结的胃癌、肠癌有一定的辅助治疗作用。此外，从茴香中提取出来的植物多糖也具有抗癌作用。

食材档案

▼别名：怀香、香丝菜、小茴香。

▼性味：性温，味辛。

▼归经：归肾、膀胱、胃经。

▼适用量：每次约5克。

▼抗癌有效成分：多聚糖、挥发油、植物多糖。

食材的选购

选购茴香时，要注意选购那些颗粒均匀、饱满、气味清香、没有梗，并且颜色呈黄绿色的。

食用建议

①如果茴香有发霉的情况，一定要扔掉，不得食用。

②若食用茴香有以下不良反应：气短、胸闷、大汗淋漓、呼吸困难、心跳加快、血压下降等，或闻到其香味也有以上反应的，则不应食用茴香。

③茴香如果要作为馅料，应提前放入沸水中焯一下。

宜 相宜食材搭配组合

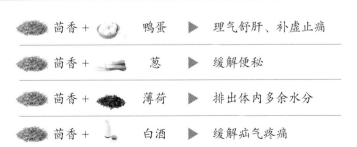

	茴香 +	鸭蛋	▶	理气舒肝、补虚止痛
茴香 +		葱	▶	缓解便秘
茴香 +		薄荷	▶	排出体内多余水分
茴香 +		白酒	▶	缓解疝气疼痛

茴香拌香菜

茴香 ＋ 香菜 ＝ 驱风透疹、健胃祛痰

⭐ **原料** 香菜30克，茴香30克，蒜末少许

⭐ **调料** 盐2克，白糖3克，生抽4毫升，芝麻油3毫升，陈醋4毫升

⚙ **做法**

1. 择洗好的茴香切成段，待用。
2. 择洗好的香菜切成段，待用。
3. 取一个碗，倒入香菜、茴香。
4. 加入蒜末、盐、白糖。
5. 再淋入生抽、芝麻油、陈醋，搅拌匀。
6. 将拌好的食材装入盘中，即可食用。

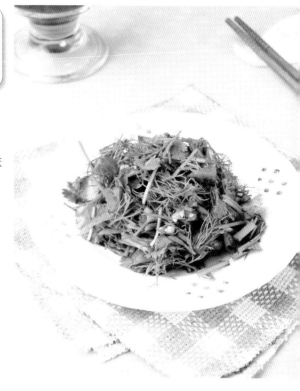

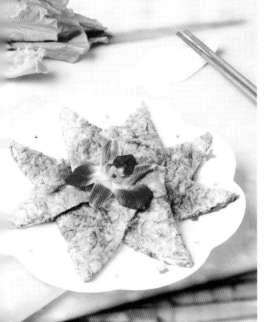

茴香鸡蛋饼

茴香 ＋ 鸡蛋 ＝ 提神醒脑、开胃消食

⭐ **原料** 茴香45克，鸡蛋液120克

⭐ **调料** 盐2克，鸡粉3克，食用油适量

⚙ **做法**

1. 将洗净的茴香切小段。
2. 把茴香倒入鸡蛋液里，加入盐、鸡粉，搅拌均匀。
3. 用油起锅，倒入混合好的蛋液，煎至成形，煎出焦香味。
4. 翻面，煎至焦黄色，盛出。
5. 把鸡蛋饼切成扇形块，装盘即可。

橄榄油

降压美容、润肠防癌

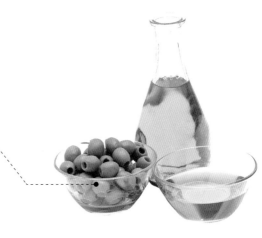

防癌抗癌原理

橄榄油中含有丰富的单不饱和脂肪酸，即油酸及亚油酸、亚麻酸，还有维生素A、B族维生素、维生素D、维生素E、维生素K等维生素及抗氧化物，这些物质能够抑制肿瘤细胞生长，降低癌症的发生率。

食材档案

▼别名：食用橄榄油。

▼性味：性平，味甘、酸、微涩。

▼归经：归肺、胃经。

▼适用量：每次约10毫升。

▼抗癌有效成分：单不饱和脂肪酸、维生素。

食材的选购

选购橄榄油首先要观察，油体透亮、质浓、呈黄绿色、色泽深的橄榄油酸值高，品质较差。初榨橄榄油品质较优，而精炼的油中色素及其它营养成分被破坏。其次味道要有果香味、口感爽滑、有淡淡的苦味及辛辣味。

食用建议

①橄榄油使用后要盖好瓶盖，以免氧化。

②菌痢患者、急性肠胃炎患者、腹泻者以及胃肠功能紊乱者不宜多食橄榄油。

宜 相宜食材搭配组合

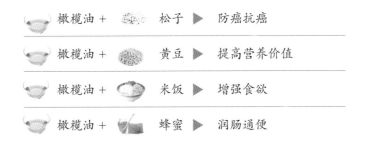

橄榄油 + 松子 ▶	防癌抗癌
橄榄油 + 黄豆 ▶	提高营养价值
橄榄油 + 米饭 ▶	增强食欲
橄榄油 + 蜂蜜 ▶	润肠通便

橄榄油芹菜拌白萝卜

橄榄油 ＋ 芹菜 ＝ 降低血压、养心安神

❂ **原料** 芹菜80克，白萝卜300克，红椒35克

❂ **调料** 盐2克，白糖2克，鸡粉2克，辣椒油4毫升，橄榄油适量

❂ **做法**

1. 洗净的芹菜拍破，切段。

2. 洗净的白萝卜切片，改切丝。

3. 洗净的红椒切开，去籽，切成丝。

4. 锅中注入适量清水烧开，放盐，倒入适量橄榄油，拌匀，再放入白萝卜煮沸。

小提示 橄榄油的营养丰富，在焯水过程中加入适量，既可以帮助食材提鲜，又能使食材更美味。

5. 加入芹菜、红椒，煮约1分钟至断生，再把煮好的食材捞出，沥干水分。

6. 把煮好的食材装入碗中，加盐、白糖、鸡粉、辣椒油、橄榄油，搅拌匀，装盘即可。

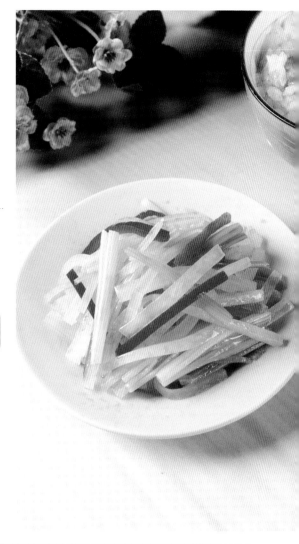

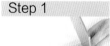
Step 1

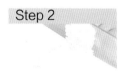
Step 2

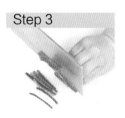
Step 3

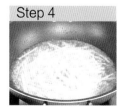
Step 4

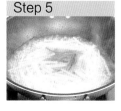
Step 5

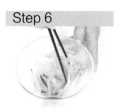
Step 6

贴心小叮咛

橄榄油不用加热即可直接食用，凉拌菜中加橄榄油，可使味道鲜美，增加营养。

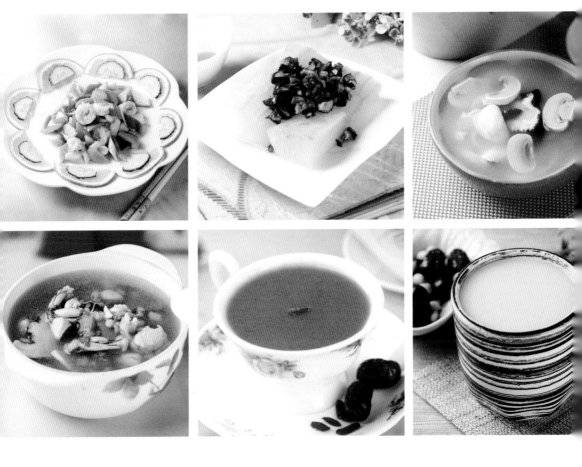

PART 3

中药材辅助防癌抗癌更有效

除了简单的饮食，结合手术、放疗、化疗等治疗外，防癌抗癌还可以用药膳来辅助，帮助恢复身体正常功能。药膳是由药物、食物和调料组成的，既保持了药物的疗效，又具有食品的色、香、味等特性，不仅满足了味觉需求，还能辅助防癌抗癌。本章将主要介绍多种常见中药材，都是可以药食两用的佳品，用来跟日常食材搭配，不仅能帮助防癌抗癌，也能强健自身体质，达到强身健体的目的！

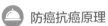

人参

预防癌症、补气养气

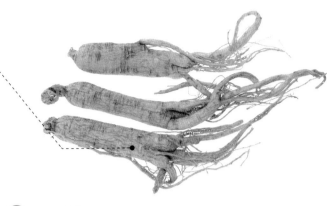

🍽 防癌抗癌原理

人参所含的人参皂苷和人参多糖能改善胃癌、肺癌的症状，且能延长患者的生命，而人参与其他治疗药物或放疗并用，可以提高疗效，还能减少化疗和放疗的不良反应，故可作为防治癌症的辅助药剂。

📇 食材档案

▼别名：山参、园参、神草、地精。

▼性味：性平，味甘。

▼归经：归脾、肺经。

▼适用量：3～9克，调理虚脱可用15～30克。

▼抗癌有效成分：人参皂苷、人参多糖、人参聚乙炔类化合物。

🛒 食材的选购

选购人参时，应以体长、色棕红或棕黄半透明、皮纹细密有光泽、无黄皮、无霉变、无虫蛀、无破疤的人参为佳。

🍴 食用建议

①食用人参时应少吃辛辣或刺激性食物，并保持良好的作息习惯，不要熬夜。

②在烹调人参时，最好把人参切断或者拍碎，此外，芦头容易引起呕吐，应去掉。

③对于已生虫的人参，应轻轻敲打去除虫卵和虫体，再置于阳光下晒干即可。

📍 宜 相宜食材搭配组合

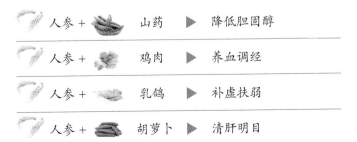

人参 +	山药	▶	降低胆固醇
人参 +	鸡肉	▶	养血调经
人参 +	乳鸽	▶	补虚扶弱
人参 +	胡萝卜	▶	清肝明目

人参炒虾仁

人参 + 虾 = 养精固肾、益气补虚

☻ **原料** 虾仁40克，人参35克，洋葱60克，彩椒20克，圆椒25克，姜片、葱段各少许

☻ **调料** 盐2克，鸡粉3克，水淀粉、食用油各适量

☻ **做法**

1. 洗净的人参用斜刀切段。

2. 洗好的圆椒切条形，用斜刀切小块。

3. 洗净的彩椒切条形，切小块。

4. 洗好的洋葱切片，切小块。

5. 洗净的虾仁去除虾线。

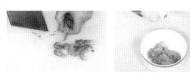

6. 将虾仁装碗，加入少许盐、鸡粉、水淀粉、食用油拌匀，腌渍约10分钟。

7. 锅中注水烧开，倒入少许食用油。

8. 倒入圆椒、彩椒、洋葱、人参，焯煮约半分钟至断生，捞出，待用。

9. 用油起锅，倒入姜片、葱段，爆香。

10. 放入腌渍好的虾仁，炒至变色。

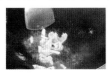 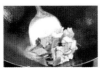

11. 倒入焯过水的材料，炒匀炒香。

12. 加入少许盐、鸡粉，炒匀调味。

13. 倒入适量水淀粉，翻炒均匀，至食材熟软入味，盛出装盘即可。

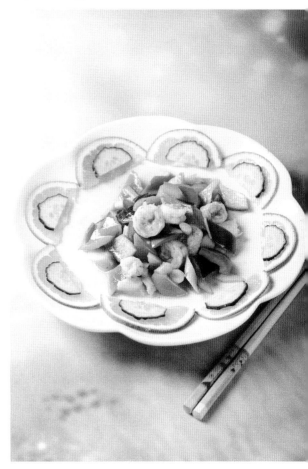

美味再一道

人参茶 ｜做法｜

砂锅中注入适量清水烧开，放入洗净的人参、枸杞，小火煮15分钟，至其析出有效成分，盛出，装入杯中即可。

〔贴心小叮咛〕 **炒虾仁时勾薄芡，可使成品更加鲜亮。**

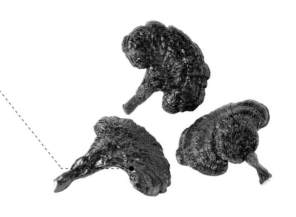

灵芝

养心补气、预防癌症

防癌抗癌原理

灵芝中所含的灵芝多糖具有广谱抑制肿瘤的作用，对黄曲霉素致肝癌有显著的抑制效果。同时，灵芝多糖无论腹腔给药还是口服给药，在一定剂量下都能抑制肿瘤生长。灵芝多糖还有活化巨噬细胞的功能，使巨噬细胞体积增大，伪足增多，吞噬杀菌功能增强。

食材档案

▼别名：神芝、芝草、仙草、瑞草。

▼性味：性平，味甘。

▼归经：归心、肝、脾、肺、肾经。

▼适用量：煎服，6～12克；研末吞服，3～5克。

▼抗癌有效成分：灵芝多糖。

食材的选购

选购灵芝时，以菌盖半圆形、赤褐如漆、环棱纹、边缘内卷、侧生柄者为佳。

食用建议

①新鲜的灵芝可以直接食用，但保存期很短。灵芝采收后，去掉表面的泥沙及灰尘，自然晾干或烘干。

②实证者慎服灵芝。

宜 相宜食材搭配组合

灵芝 +	莲子	▶	补虚扶弱
灵芝 +	桂圆	▶	补心益气
灵芝 +	鹌鹑蛋	▶	补血益精
灵芝 +	枸杞	▶	补益气血、养心安神

灵芝炖蘑菇

灵芝 ＋ 蘑菇 ＝ 保肝解毒、美白降糖

✿ **原料** 蘑菇120克，灵芝、枸杞、当归各少许

✿ **调料** 盐2克

✿ **做法**

1. 洗净的蘑菇切小片。
2. 砂锅中注入适量清水烧开，倒入灵芝、枸杞、当归、蘑菇。
3. 加盖，大火炖开转小火炖约20分钟至熟。
4. 揭盖，加入盐，稍稍搅拌至入味。
5. 关火后盛出炖好的蘑菇，装入碗中即可。

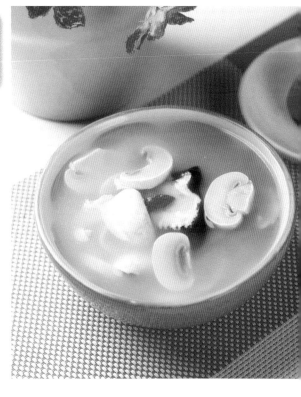

灵芝茶

 养心安神、润肺补虚

✿ **原料** 灵芝7克

✿ **做法**

1. 砂锅中注入适量清水，用大火烧开，放入洗好的灵芝。
2. 盖上盖，用小火煮20分钟，至其析出有效成分。
3. 揭盖，略搅片刻。
4. 把煮好的灵芝茶盛出，装入茶杯中即可。

冬虫夏草

增强免疫力、防癌抗癌

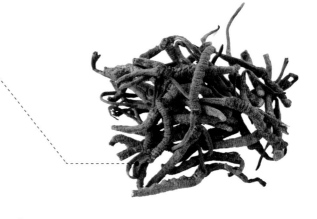

防癌抗癌原理

冬虫夏草素能抑制链球菌、鼻疽杆菌、炭疽杆菌等病菌的生长，可通过抑制作用抑制肿瘤细胞的增殖，还能促进靶标的免疫细胞增殖、分泌，从而增强免疫细胞的功能，通过宿主介导而发挥抗肿瘤作用。其富含的甲壳质能封锁癌细胞进入血管的途径，从而抑制癌细胞转移。

食材档案

▼ 别名：中华虫草。

▼ 性味：性平，味甘。

▼ 归经：归肾、肺经。

▼ 适用量：煎服，3～15克。

▼ 抗癌有效成分：冬虫夏草素、甲壳质。

食材的选购

选购冬虫夏草时，以虫体粗、形态丰满、外表黄亮、子座短小、闻起来有一股清香的草菇气味的为佳。

食用建议

①风湿性关节炎患者应减量服用冬虫夏草。

②儿童、孕妇及哺乳期妇女，感冒发烧、脑出血人群以及有实火或邪胜者不宜服用冬虫夏草。

宜 相宜食材搭配组合

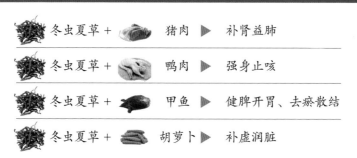

冬虫夏草 + 猪肉 ▶	补肾益肺	
冬虫夏草 + 鸭肉 ▶	强身止咳	
冬虫夏草 + 甲鱼 ▶	健脾开胃、去瘀散结	
冬虫夏草 + 胡萝卜 ▶	补虚润脏	

虫草香菇排骨汤

冬虫夏草 ＋ 红枣 ＝ 补血补虚、养心润肺

⚙ **原料** 排骨300克，水发香菇10克，冬虫夏草10克，红枣8克

⚙ **调料** 盐、鸡粉各2克，料酒10毫升

⚙ **做法**

1. 锅中注入适量清水烧开，放入洗净的排骨，淋入料酒，氽去血水，捞出，待用。

2. 砂锅置火上，倒入排骨、红枣、冬虫夏草，注入清水，淋入料酒，大火煮开后倒入香菇，盖上盖，煮开后转小火煮2小时。

3. 揭盖，加入盐、鸡粉，拌匀，盛出装碗即可食用。

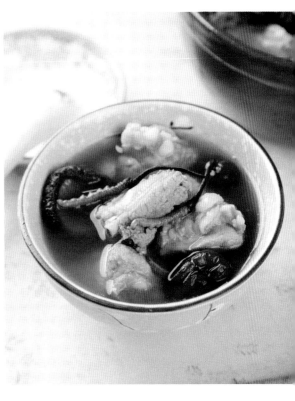

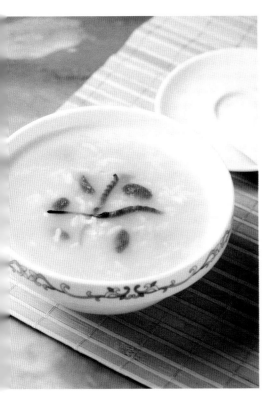

枸杞虫草粥

冬虫夏草 ＋ 枸杞 ＝ 防癌抗癌、保护心血管

⚙ **原料** 枸杞8克，冬虫夏草2根，水发大米180克

⚙ **调料** 冰糖20克

⚙ **做法**

1. 砂锅中注入适量清水烧开，倒入洗好的大米。

2. 放入洗好的枸杞、冬虫夏草。

3. 盖上盖，烧开后用小火煮30分钟，至食材熟透入味。

4. 揭开盖，放入冰糖，搅拌匀，煮至冰糖溶化。

5. 关火后把煮好的粥盛出，装入碗中即可。

黄芪

抑制肿瘤、增强体质

防癌抗癌原理

黄芪所含的黄芪多糖、黄芪皂苷等成分能增强机体免疫功能，促进抗体生成，同时还可以提高肿瘤细胞内环磷酸苷的含量，抑制肿瘤生长，甚至使肿瘤细胞逆转，兼具增加病毒诱导干扰素的能力，增强细胞对干扰素的敏感性。

食材档案

▼别名：黄耆、棉芪、蜀脂、百本。

▼性味：性甘，味微温。

▼归经：归脾、肺经。

▼适用量：水煎服，9～30克。

▼抗癌有效成分：黄芪多糖、黄芪皂苷。

食材的选购

选购黄芪时，以根条粗长、皱纹少、菊花心鲜明、空洞小、破皮少、质坚而长、粉性足、味甜者为佳。

食用建议

①实邪盛、气滞湿阻、食积停滞、痈疽初起或溃后热毒尚盛等实证者忌食黄芪。

②畏寒、肢冷、腹泻、脾阳虚弱等阳虚体质者不宜服用黄芪，否则对身体不利。

宜 相宜食材搭配组合

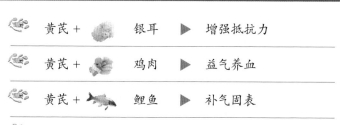

黄芪＋	银耳 ▶	增强抵抗力
黄芪＋	鸡肉 ▶	益气养血
黄芪＋	鲤鱼 ▶	补气固表
黄芪＋	胡萝卜 ▶	清肝明目

黄芪猴头菇汤

黄芪 + 猴头菇 = 健胃和中、防癌补虚

⚙ **原料** 水发猴头菇100克，鸡胸肉200克，黄芪12克，姜片、葱花各少许

⚙ **调料** 盐2克，鸡粉2克，料酒10毫升

⚙ **做法**

1. 将泡发洗好的猴头菇切片；洗净的鸡胸肉切片。

2. 砂锅中注水烧开，放入洗净的黄芪，撒入少许姜片、猴头菇、鸡肉片，淋入料酒。

3. 盖上盖子，烧开后用小火煮30分钟至熟。

4. 揭盖，放入盐、鸡粉，搅匀调味，关火后盛出装碗，撒上少许葱花即可。

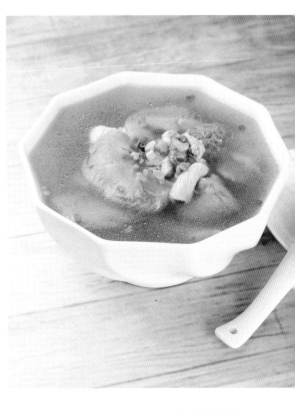

黄芪茶

 益气补虚、增强免疫力

⚙ **原料** 黄芪10克

⚙ **做法**

1. 砂锅中注入适量清水烧开，倒入洗净的黄芪。

2. 盖上盖，煮沸后用小火煮约10分钟，至其析出有效成分。

3. 揭盖，拌煮一小会儿，再盛出煮好的黄芪茶。

4. 滤取茶汁，装入汤碗中即成。

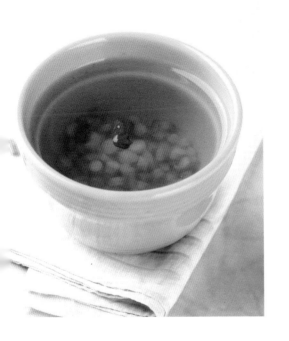

当归

调经止痛、理血防癌

 防癌抗癌原理

当归多糖对大鼠移植性肿瘤有一定程度的抑制作用，其肿瘤生长抑制率可达39%，副作用较少，可长期用药。妇科肿瘤患者，尤其是气血瘀滞、瘀血凝聚者最宜服用当归。血虚羸瘦的中晚期癌症或手术、放疗、化疗后正气虚弱的患者，服用当归可以扶正抗癌。

食材档案

▼别名：秦归、云归、岷当归、干归。
▼性味：性温，味甘、辛。
▼归经：归肝、心、脾经。
▼适用量：煎服，6～12克。
▼抗癌有效成分：当归多糖。

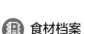

食材的选购

选购当归时，应以主根粗长、皮细、油润，外皮呈棕黄色、断面呈黄白色，质实体重、粉性足、香气浓郁的为佳品。

食用建议

①本品属甘温润补之品，热盛出血者、湿盛中满者及大便溏泄者慎服当归。
②孕妇、儿童不宜食用当归。

宜 相宜食材搭配组合

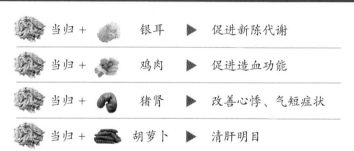

当归 + 银耳	▶	促进新陈代谢
当归 + 鸡肉	▶	促进造血功能
当归 + 猪肾	▶	改善心悸、气短症状
当归 + 胡萝卜	▶	清肝明目

当归首乌红枣汤

当归 ＋ 红枣 ＝ 补血养颜、补肝养肾

⊙ **原料** 红枣20克，当归15克，首乌15克，去壳熟鸡蛋2个

✿ **调料** 盐、鸡粉各2克

⊙ **做法**

1. 砂锅中加水烧开，倒入洗净的红枣、首乌、当归，拌匀，盖上锅盖，大火煮开后转小火煮1小时至析出有效成分。

2. 掀开锅盖，倒入熟鸡蛋，盖上锅盖，续煮半个小时至熟。

3. 掀开锅盖，加入盐、鸡粉，搅拌片刻至入味，装入碗中即可。

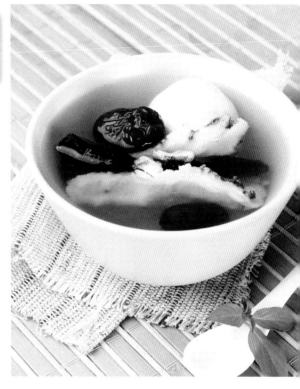

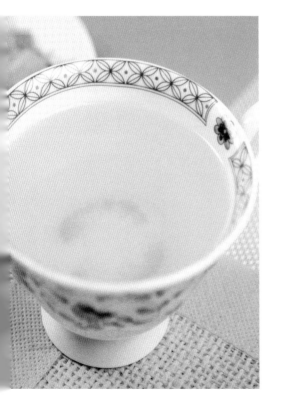

当归黄芪饮

当归 ＋ 黄芪 ＝ 保肝、利尿、抗衰老

⊙ **原料** 当归10克，黄芪20克

✿ **调料** 白糖适量

⊙ **做法**

1. 砂锅中注入适量清水，大火烧开，倒入洗净的当归、黄芪，搅拌匀。

2. 盖上锅盖，大火煮开后转小火煮15分钟至析出有效成分。

3. 掀开锅盖，将药渣捞干净，放入适量白糖搅匀调味。

4. 关火后将煮好的药茶盛出装入杯中即可。

山药

补脾补肾、防癌抗癌

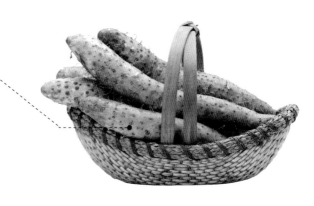

 防癌抗癌原理

山药多糖能清除多种自由基，提高人体内抗氧化酶系统活性，减少氧化产物含量，对黑色素瘤细胞和肺癌细胞有明显的抑制作用，也具有诱生干扰素的作用，能抑制肿瘤细胞增殖，有一定的抗癌功效。此外，山药的水提取物可消除尿蛋白，有恢复肾功能的作用。

食材档案

▼别名：怀山药、淮山药、土薯、山薯、玉延。
▼性味：性平，味甘。
▼归经：归肺、脾、肾经。
▼适用量：入汤，10～30克；入菜，60～120克。
▼抗癌有效成分：山药多糖。

食材的选购

选购干山药时，应以质坚实、粉性足、色洁白、干燥者为最佳；选购新鲜山药时，应以体重、肉质雪白者为佳。

食用建议

①山药有较强的收敛作用，所以大便燥结者不宜食用。
②肠胃积滞者、阴虚燥热者、疔疮疖肿者不宜食用山药。
③山药皮中所含的皂角素或黏液里含的植物碱，少数人接触会引起过敏而发痒，此类人群处理山药时应避免皮肤直接接触。

宜 相宜食材搭配组合

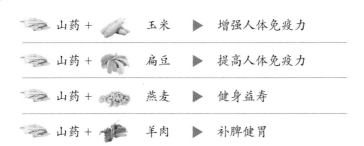

山药 +	玉米	▶	增强人体免疫力
山药 +	扁豆	▶	提高人体免疫力
山药 +	燕麦	▶	健身益寿
山药 +	羊肉	▶	补脾健胃

山药炖苦瓜

山药 ＋ 苦瓜 ＝ 利尿利水、滋养强壮

❂ **原料** 山药140克，苦瓜120克，姜片、葱段各少许

❂ **调料** 盐2克，鸡粉2克

❂ **做法**

1. 洗净去皮的山药切段，再切片，备用。

2. 洗好的苦瓜切开，去瓤，再切块，备用。

3. 砂锅中注入适量清水烧开，倒入切好的苦瓜、山药，撒上少许姜片、葱段。

> **小提示** 按个人喜好，焯煮苦瓜时，放入少许食粉，可起到提亮苦瓜的效果，会使菜肴颜色更鲜艳。

4. 盖上锅盖，烧开后用小火煮约30分钟至食材熟软。

5. 揭开锅盖，放入盐、鸡粉，搅匀调味。

6. 关火后将煮好的菜肴盛出，装盘即可。

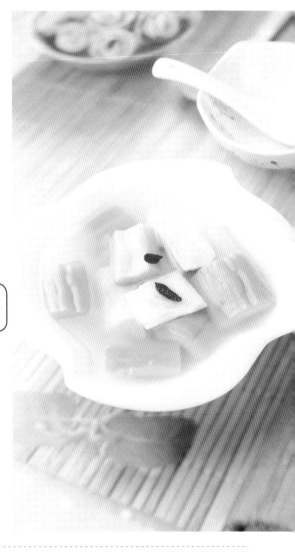

Step 1

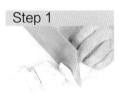

Step 2

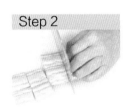

Step 3

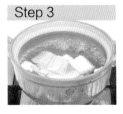

Step 4

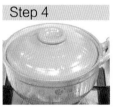

Step 5

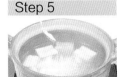

Step 6

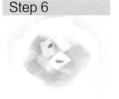

贴心小叮咛

切好的山药若不立即使用，可以泡在淡盐水中，能避免氧化变黑。

浇汁山药盒

山药 ＋ 芦笋 ＝ 润肺镇咳、祛痰杀虫

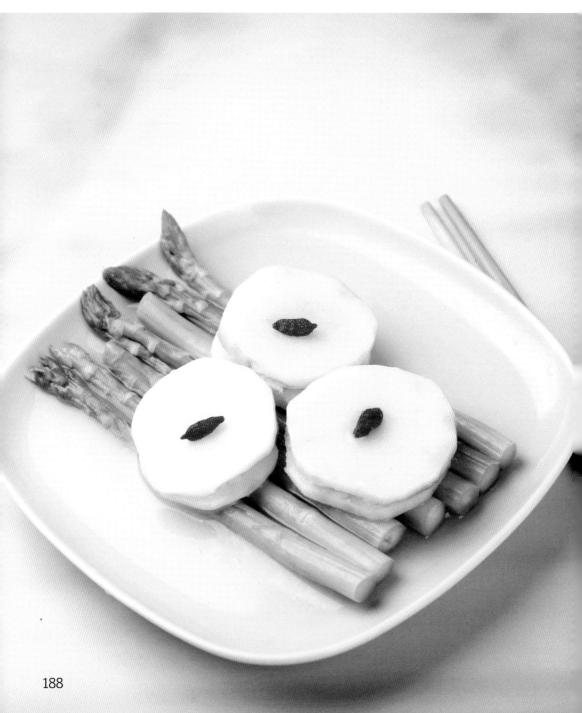

❂ 原料

芦笋160克，山药120克，肉末70克，葱花、姜末、蒜末各少许，高汤250毫升

❂ 调料

盐、鸡粉各3克，生粉、水淀粉、食用油各适量

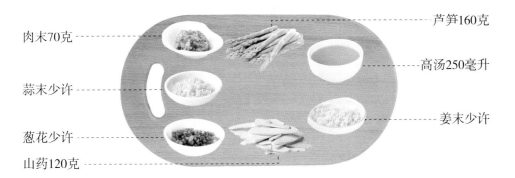

肉末70克

蒜末少许

葱花少许

山药120克

芦笋160克

高汤250毫升

姜末少许

❂ 做法

1. 将去皮洗净的山药切成片。

2. 洗净的芦笋切除根部，备用。

3. 把肉末装入碗中，加入少许鸡粉、盐，淋入适量水淀粉。

4. 撒上少许葱花、姜末、蒜末，搅拌匀，制成肉馅，待用。

5. 锅中注入适量清水烧开，加入少许盐、鸡粉，淋入适量食用油。

6. 倒入切好的芦笋，拌匀，煮约1分钟，至其断生，捞出，沥干水分，待用。

7. 取一个山药片，滚上适量生粉，放入少许肉馅。

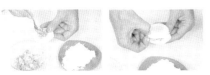

8. 再盖上一片山药，叠放整齐，捏紧。

9. 依此做完余下的山药盒生坯，待用。

10. 蒸锅置火上烧开，放入山药盒生坯。

11. 盖上盖，用中火蒸约15分钟，至食材熟透。

12. 关火后揭盖，取出蒸熟的山药盒，待用。

13. 炒锅置火上烧热，注入备好的高汤，加入少许盐、鸡粉拌匀，淋入水淀粉快速拌匀，调成味汁待用。

14. 取一个盘子，放入焯煮好的芦笋，再放入蒸好的山药盒，摆好。

15. 盛出锅中的味汁，浇在山药上即成。

美味再一道

山药大米粥 | 做法 |

将山药去皮洗净，切块；砂锅注水烧开，倒入山药块、大米，拌匀，烧开后用小火煮约45分钟，加盐调味，用中火略煮后盛出，装在碗中即可。

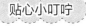 贴心小叮咛　制作山药盒时，盛入的肉馅不宜太多，以免将生坯蒸散了。

鱼腥草

利尿解毒、防癌抗癌

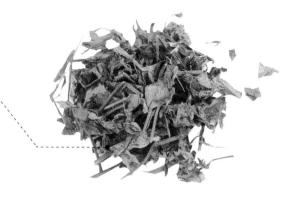

 防癌抗癌原理

鱼腥草全草含挥发油，油中含抗菌成分鱼腥草素、甲基正壬基酮、月桂烯、月桂醛、癸醛、癸酸、氯化钾、硫酸钾、蕺菜碱等，有助于防癌抗癌。其中鱼腥草素能增强白细胞吞噬能力并提高血清备解素水平，以提高机体对肿瘤的防御能力与非特异性免疫力。

食材档案

▼别名：臭菜、岑草、紫背鱼腥草。

▼性味：性寒，味辛。

▼归经：归肺、胃、肝、膀胱经。

▼适用量：煎服，9～15克（鲜者30～60克）。

▼抗癌有效成分：鱼腥草素、月桂烯、月桂醛、硫酸钾、蕺菜碱。

食材的选购

选购鱼腥草时要选新鲜的，以叶片茂盛、颜色翠绿、鱼腥气浓者为佳。如果选购鱼腥草的地下茎，应选择色泽洁白或黄白，根茎新鲜、饱满，清理干净，没有萎蔫、腐烂者。

食用建议

①鲜品鱼腥草应尽快食用，不宜长久保存；干品鱼腥草宜置阴凉干燥处，防霉储存。

②鱼腥草不宜久食，否则容易损伤阳气。

③鱼腥草性寒，凡属脾胃虚寒或虚寒性病证者及阴性外疡者都应忌服鱼腥草。

宜　相宜食材搭配组合

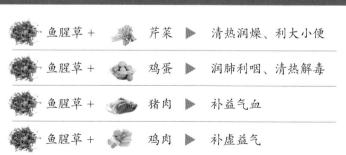

鱼腥草＋	芹菜 ▶	清热润燥、利大小便
鱼腥草＋	鸡蛋 ▶	润肺利咽、清热解毒
鱼腥草＋	猪肉 ▶	补益气血
鱼腥草＋	鸡肉 ▶	补虚益气

四季豆拌鱼腥草

❀ **原料** 四季豆200克，彩椒40克，鱼腥草120克，干辣椒、花椒、蒜末、葱花各少许

鱼腥草 ＋ 四季豆 ＝ 益气健脾、消暑化湿

❀ **调料** 盐3克，鸡粉2克，白醋3毫升，辣椒油3毫升，白糖4克，食用油适量

❀ **做法**

1. 洗好的四季豆切成段。

2. 洗净的彩椒切开，去籽，切成丝。

3. 洗好的鱼腥草切成段，备用。

4. 锅中注入适量清水烧开，倒入少许食用油、盐。

5. 放入切好的四季豆，搅拌均匀，煮2分钟。

6. 倒入鱼腥草、彩椒，再煮半分钟，捞出焯好水的食材，沥干水分，备用。

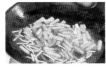 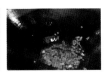

7. 用油起锅，放入少许干辣椒、花椒，爆香，盛出炒好的花椒油，待用。

8. 将焯煮好的食材装入碗中，放入少许蒜末、葱花。

9. 倒入炒制好的花椒油。

10. 放入适量盐、鸡粉、白醋、辣椒油、白糖，搅拌一会儿，至食材入味，盛出装盘即可。

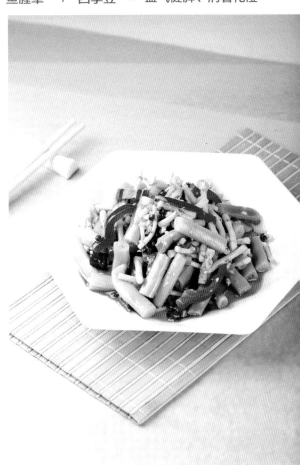

美味再一道

凉拌鱼腥草 ｜做法｜

将鱼腥草洗净，切段，焯水；鱼腥草装碗，加盐、味精、蒜末、青椒丝、香菜、芝麻油，搅拌均匀，装入盘内即成。

贴心小叮咛 处理四季豆时要将老茎去除干净，否则会影响口感。

白术

抑制癌细胞、软坚散结

🍲 防癌抗癌原理

白术所含挥发油具有防癌的药理作用。白术有软坚散结之功效，能消症积、化瘀滞，可用于治疗肝硬化、肝癌。白术对瘤细胞有细胞毒作用，能降低瘤细胞的增殖率，减弱瘤组织的侵袭性，提高机体抗肿瘤反应的能力。

📇 食材档案

▼ 别名：于术、冬术、冬白术。

▼ 性味：性温，味苦、甘。

▼ 归经：归脾、胃经。

▼ 适用量：煎服，6～12克。

▼ 抗癌有效成分：挥发油、白术内酯类成分。

🛒 食材的选购

选购白术时，以体大、表面灰黄色、断面黄白色、有云头、质坚、香气浓者为佳。优质的白术质坚硬，断面不平坦，呈黄白色至淡棕色，烘干者断面角质样，色较深，有裂隙，嚼之略带黏性。

🍽 食用建议

①阴虚内热、津液亏耗者慎服。胃胀腹胀、气滞饱闷者忌食白术。

②白术不宜与桃、李子、大蒜、土茯苓同食，以免降低药效。

📍 宜 相宜食材搭配组合

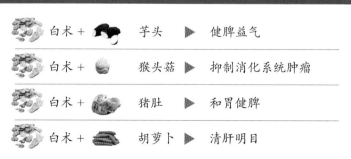

白术 + 芋头	▶	健脾益气
白术 + 猴头菇	▶	抑制消化系统肿瘤
白术 + 猪肚	▶	和胃健脾
白术 + 胡萝卜	▶	清肝明目

薏芡白术牛蛙汤

✿ 做法

1. 处理干净的牛蛙斩成小块，备用。

2. 锅中注入适量清水烧开，倒入牛蛙块，搅散，煮至沸，余去血水，捞出，沥干水分，备用。

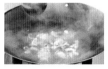 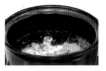

3. 砂锅中注入适量清水烧开，撒入姜片，放入备好的白术、薏米、茯苓、芡实。

4. 倒入牛蛙，淋入料酒，盖上盖，烧开后转小火煮30分钟，至食材熟烂。

5. 揭开盖，放入盐、鸡粉。

6. 搅拌均匀，至食材入味，盛出煮好的薏芡白术牛蛙汤，装入碗中即可。

白术 + 牛蛙 = 滋阴壮阳、养心安神

✿ **原料** 牛蛙300克，姜片20克，水发薏米75克，白术20克，茯苓10克，芡实50克

✿ **调料** 盐2克，鸡粉2克，料酒10毫升

美味再一道

党参白术茶 | 做法 |

砂锅注水烧开，放入洗净的白术、黄芪、党参、红枣，搅拌匀，煮约30分钟至药材析出有效成分，盛出，装入碗中即可。

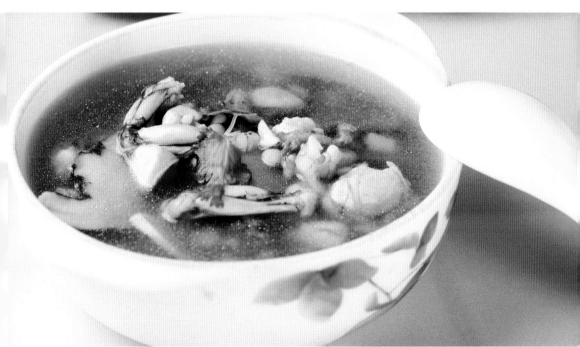

贴心小叮咛 在煮制前可将薏米用冷水泡一晚上，这样可节省烹饪时间。

茯苓

利水渗湿、预防癌症

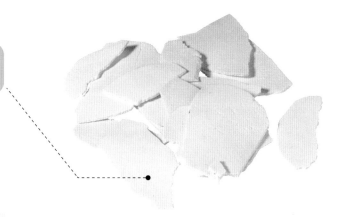

 防癌抗癌原理

茯苓多糖有明显的抗肿瘤及保肝作用，临床常用于治疗食管癌、胃癌、肝癌、鼻咽癌、舌癌、溃疡性黑色素瘤等癌瘤。茯苓具有利尿作用，能增加体内钾、钠、氯等电解质的排出，还有增强免疫力的作用。

食材档案

▼别名：茯苓个、茯苓皮、茯苓块。

▼性味：性平，味甘、淡。

▼归经：归脾、心、肾经。

▼适用量：煎服，9～15克。

▼抗癌有效成分：茯苓多糖。

食材的选购

选购茯苓时，应以体重坚实、外皮呈褐色而略带光泽、皱纹深、断面白色细腻、黏牙力强者为佳。白茯苓均已切成薄片或方块，色白细腻而有粉滑感，质松脆，易折断破碎，有时边缘呈黄棕色。

食用建议

①阴虚无湿热、虚寒滑精者不宜服用茯苓。

②菜肴中如果有茯苓，烹饪时最好不要使用铁器。

宜 | 相宜食材搭配组合

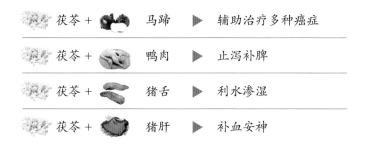

茯苓 + 马蹄	▶	辅助治疗多种癌症
茯苓 + 鸭肉	▶	止泻补脾
茯苓 + 猪舌	▶	利水渗湿
茯苓 + 猪肝	▶	补血安神

荷叶茯苓茶

茯苓 ＋ 荷叶 ＝ 清热解毒、消暑解渴

☼ **原料** 干山楂20克，茯苓15克，决明子15克，荷叶5克，紫苏子6克，乌龙茶叶7克

☼ **做法**

1. 砂锅中注入适量清水烧开，放入备好的茯苓、荷叶、决明子、干山楂。

2. 倒入乌龙茶叶。

小提示 乌龙茶叶、荷花、决明子、茯苓中一般都含有较多灰尘、杂质，使用前要先清洗干净，以免细菌残留。

3. 盖上盖，用小火煮20分钟，至其析出有效成分。

4. 揭开盖，捞出药渣。

5. 把紫苏子装入茶杯中。

6. 倒入煮好的药汁。

7. 盖上杯盖，焖10分钟。

8. 揭开杯盖，即可饮用。

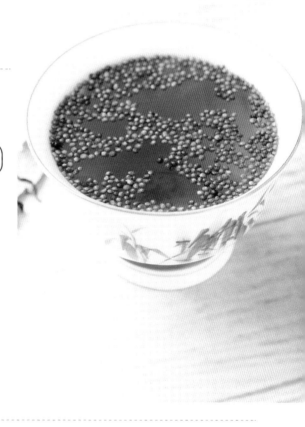

Step 1	Step 2	Step 3	Step 4
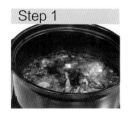	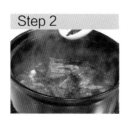	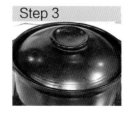	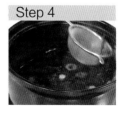

Step 5	Step 6	Step 7	Step 8
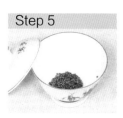	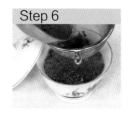	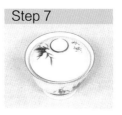	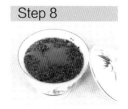

茯苓炒三丝

茯苓 ＋ 金针菇 ＝ 补肝、益肠胃、抗癌

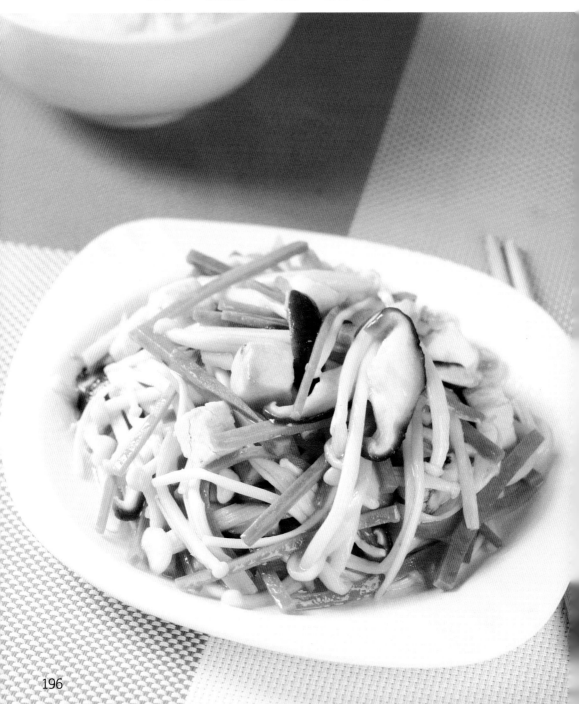

原料

金针菇150克，胡萝卜100克，茯苓30克，香菇20克，姜片、葱段各少许

调料

盐、鸡粉各2克，水淀粉各毫升，食用油少许

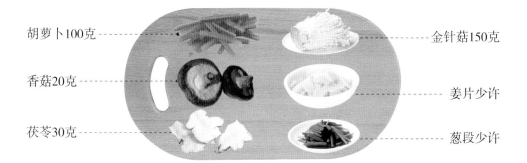

胡萝卜100克 ----- 金针菇150克

香菇20克 ----- 姜片少许

茯苓30克 ----- 葱段少许

做法

1. 洗净的金针菇切去根部，装入盘中，备用。

小提示 清洗金针菇主要是为了将其表面的一些泥沙洗干净，而根部容易携带细菌、脏污，一般食用前都应切掉，以确保安全、卫生。

2. 洗好的香菇切丝。

3. 洗净的胡萝卜去皮，切片，再切成丝，备用。

 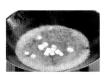

4. 锅中注入适量清水烧开，倒入备好的茯苓，加少许盐。

5. 放入切好的香菇丝、胡萝卜丝拌匀，煮约1分钟至其断生。

6. 把焯煮好的食材捞出，装入盘中备用。

7. 热锅注油，倒入姜片、葱段，爆香。

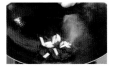 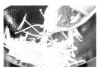

8. 放入金针菇，倒入焯过水的茯苓、香菇、胡萝卜，炒匀。

9. 加入盐、鸡粉，炒匀调味。

10. 淋入水淀粉勾芡。

11. 关火后盛出炒好的菜肴，装入盘中即可。

美味再一道

灵芝茯苓茶 |做法|

砂锅中注水烧热，倒入洗净的灵芝、茯苓，烧开后用小火煲约20分钟，转中火稍煮；茶杯中倒入红茶，盛入砂锅中的药汁至八分满，浸泡约5分钟即可。

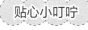 **贴心小叮咛** 金针菇不可炒太久，以免炒烂影响口感。

枸杞

滋肾润肺、补血防癌

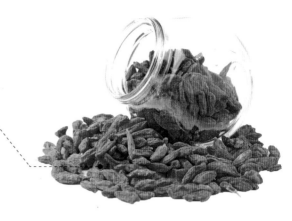

 防癌抗癌原理

枸杞中含有较多的锗，对癌细胞的生成和扩散有明显的抑制作用，对癌症患者配合化疗有减轻毒副作用、防止白细胞减少、调节免疫功能等疗效。枸杞能提高巨噬细胞的吞噬功能和血清溶菌的活力。枸杞叶代茶常饮，能提高和改善免疫功能。

 食材档案

▼别名：枸杞菜、红珠仔刺、牛右力、狗牙子。

▼性味：性平，味甘。

▼归经：归脾、肺经。

▼适用量：煎服，5～10克。

▼抗癌有效成分：锗、枸杞多糖。

食材的选购

选购枸杞时，应以表面鲜红色至暗红色，有不规则皱纹，略具光泽，闻之没有异味和刺激气味，口感甜润，无苦味、涩味者为优质品。如果枸杞的红色太过鲜亮，则可能曾被硫黄熏过，吃起来会有酸味，不宜选购。

食用建议

①感冒发热患者、外邪实热者、脾虚湿热泄泻者不宜食用枸杞。

②食用枸杞期间要注意作息规律，避免熬夜。

宜 相宜食材搭配组合

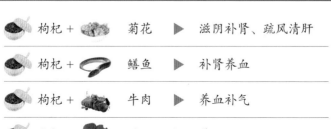

	枸杞 +	菊花	▶	滋阴补肾、疏风清肝
	枸杞 +	鳝鱼	▶	补肾养血
	枸杞 +	牛肉	▶	养血补气
	枸杞 +	羊肝	▶	养肝明目

上汤枸杞白菜

  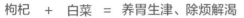

枸杞 + 白菜 = 养胃生津、除烦解渴

⊙ **原料** 白菜270克，鸡汤260毫升，枸杞少许

⊙ **调料** 盐2克，鸡粉2克，胡椒粉、水淀粉各适量

⊙ **做法**

1. 锅中注入适量清水烧热，倒入鸡汤，加盐、鸡粉，用大火略煮片刻。

2. 待汤汁沸腾，倒入洗净的白菜，煮至软，捞出，沥干水分，摆盘，备用。

3. 锅中留少许汤汁烧热，倒入洗净的枸杞，加入胡椒粉，拌匀，用水淀粉勾芡，调成味汁，盛出，浇在白菜上即可。

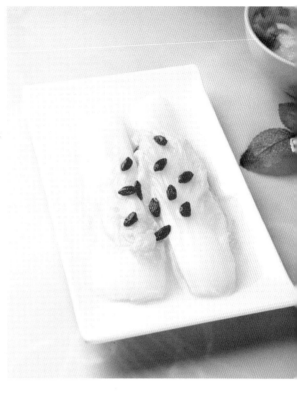

红枣枸杞茶

枸杞 + 红枣 = 养胃生津、补血补虚

⊙ **原料** 红枣18克，枸杞12克

⊙ **做法**

1. 取一碗清水，倒入枸杞和红枣洗净，捞出，沥干水分，放在碟中，待用。

2. 将洗净的红枣去核，把果肉切小块。

3. 取榨汁机，选择搅拌刀座组合，倒入红枣、枸杞。

4. 注入适量的温开水，盖好盖子，选择"榨汁"功能，榨取药汁。

5. 断电后倒出枸杞茶，滤入茶杯中即可。

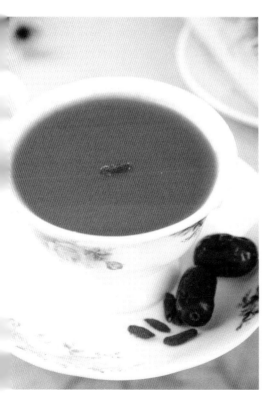

红枣

抑制癌细胞、防癌解毒

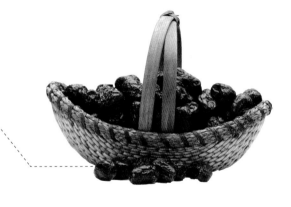

🍽 防癌抗癌原理

红枣富含三萜类化合物和二磷酸腺苷，具有抑制癌细胞的功能，能促进白细胞的生成，降低血清胆固醇，提高血清白蛋白，保护肝脏。常食红枣的人很少患癌症。

📇 食材档案

▼别名：大枣、姜枣、良枣、干枣。
▼性味：性温，味甘。
▼归经：归心、脾、肝经。
▼适用量：生食或煎服，10～30克。
▼抗癌有效成分：三萜类化合物、二磷酸腺苷。

🛒 食材的选购

选购红枣时，好的红枣皮色紫红、颗粒大而均匀、果形短壮圆整、皱纹少、痕迹浅、皮薄核小、肉质厚而细实。如果皱纹多、痕迹深、果形凹瘪，则肉质差，为未成熟的鲜枣制成的干品。

🍴 食用建议

①经期可适当多食红枣，红枣也可以作为日常零食食用。
②湿热内盛者、小儿疳积和寄生虫病儿、齿病疼痛者、痰湿偏盛者慎食红枣。
③腹部胀满者、舌苔厚腻者、糖尿病患者慎食红枣。

宜 相宜食材搭配组合

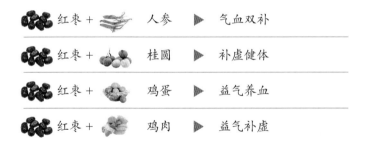

红枣 + 人参 ▶ 气血双补

红枣 + 桂圆 ▶ 补虚健体

红枣 + 鸡蛋 ▶ 益气养血

红枣 + 鸡肉 ▶ 益气补虚

红枣蒸冬瓜

红枣 ＋ 冬瓜 ＝ 清热解暑、补血养颜

⊙ **原料** 红枣3颗，去皮冬瓜300克

⊙ **调料** 蜂蜜40克

⊙ **做法**

1. 洗净的红枣去核，切丁。

2. 洗好的冬瓜切大块，底部均匀打上十字刀，均不切断。

3. 将切好的冬瓜装盘，倒上切好的红枣。

4. 蒸锅注水烧开，放上冬瓜和红枣，加上盖，用中火蒸20分钟至熟软。

5. 揭开锅盖，取出蒸好的冬瓜和红枣，趁热淋上蜂蜜即可。

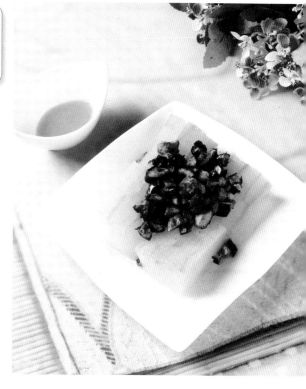

红枣豆浆

红枣 ＋ 黄豆 ＝ 健脑、调血补血、养心

⊙ **原料** 红枣肉8克，水发黄豆50克

⊙ **调料** 白糖适量

⊙ **做法**

1. 将已浸泡8小时的黄豆洗净，倒入滤网，沥干水分。

2. 将备好的黄豆、红枣倒入豆浆机中，注入清水至水位线即可。

3. 盖上豆浆机机头，选择"五谷"程序，再选择"开始"键，开始打浆。

4. 待豆浆机运转约15分钟，即成豆浆，用滤网过滤后倒入杯中，加白糖拌匀即可。

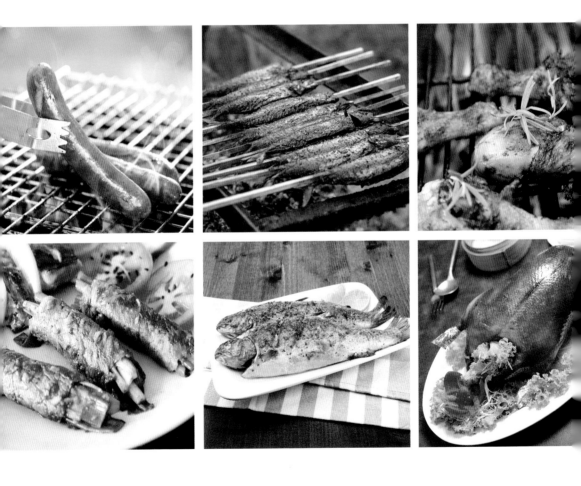

PART 4

防癌抗癌
这些食物要忌吃

滚烫食物、腌制食物、饮酒过量、饮食不规律……在现实生活的许多案例中，我们都看到了这些不良倾向给身体带来的负面影响，而这些对于防癌抗癌也是构成极大威胁的。饮食是日常生活调节身体健康很重要的一环，绝不可以马虎对付，想要防癌抗癌，就应该拒绝某些不该吃的食物。本章中列举了20种为防癌抗癌应少吃或忌吃的食物，从身体健康以及控制病情的角度出发，希望能对防癌抗癌有所帮助。防癌抗癌靠的是自身的意志力以及约束力，需要每个人都能形成一定的自我判断能力，才能更好地预防癌症。

『韭菜』

【忌吃原因】

韭菜在中药药性中属于性辛温，有助阳的功效，属于发物，而癌症多属于热毒，故饮食多以清热解毒为主，再吃韭菜则有助桀为虐的副作用，容易加速病灶的增长、癌细胞的扩散，因此癌症病人应忌吃。

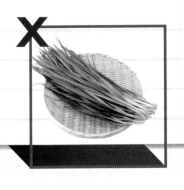

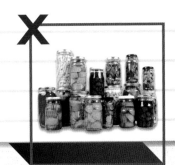

『泡菜』

【忌吃原因】

泡菜属于腌制的食物，在制作的过程中都是用盐进行腌制，其含盐量太高，经常食用不利于健康。如果每天都有过多的食盐摄入体内，很容易增加血容量，进而增加患高血压病的风险，还容易引发胃癌。

『酸菜』

【忌吃原因】

酸菜鱼是餐桌上备受喜爱的一道美食，偶尔食用没有关系，但如果天天吃，就容易增加患癌风险，因为用来制作酸菜鱼的主料——酸菜，属于腌制食物，其中含有的亚硝酸盐较多，与人体中胺类物质易生成致癌物——亚硝胺。

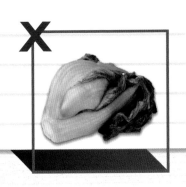

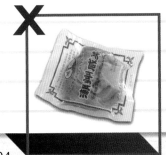

『咸菜』

【忌吃原因】

咸菜在腌制过程中，会加入很多盐。如果加入食盐量少于15%，加上气温高，腌制的时间不足8天，就会造成细菌大量繁殖，其所含硝酸盐易还原成有毒的亚硝酸盐，严重时还会直接产生致癌物质亚硝酸胺，因此忌食。

『香椿』

【忌吃原因】

香椿在发芽初期，硝酸盐含量较低，但随着香椿芽不断长大，其所含硝酸盐的量也在不断增加。到四月中旬之后，大部分地区香椿芽中的硝酸盐含量都明显超标。由此可见，香椿有生成致癌物亚硝胺的危险，不宜食用。

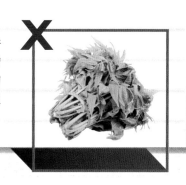

『臭豆腐』

【忌吃原因】

臭豆腐之所以臭，因其含有挥发性基氨、硫化氢，都是蛋白质分解的腐败物质，容易与亚硝酸盐作用生成亚硝胺。而臭豆腐的发酵工序是在自然条件下进行的，容易被微生物污染，其中包括致病菌，因此不宜食用。

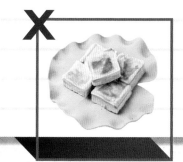

『猪油』

【忌吃原因】

猪油属于动物性脂肪，是脂肪含量很高的食物。如果长期食用高脂肪食物，会使大肠内的胆酸和中性胆固醇浓度都增加，而这些物质长期在体内大量蓄积，就极有可能诱发结肠癌，因此不宜食用。

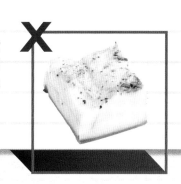

『腊肠』

【忌吃原因】

腊肠是经过加工的肉食，如果经常食用，甚至天天吃，则会大大增加患肠癌风险，对男人更甚。有研究表明，胰腺癌与食用熏肉、腊肠这类的加工肉制品有着极大的关联。可见其危害之大，应尽量避免食用。

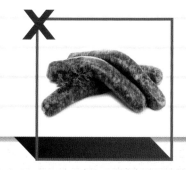

『熏肉』

【忌吃原因】

熏肉在制作过程中经常会加入硝酸盐，为了使肉品保持鲜红色，如果长期食用，将面临患癌症威胁。有研究指出，如果每日吃50克熏肉，罹患胰腺癌的几率会增加19%。如果吃更多的熏肉，这个几率还会呈倍数增长。

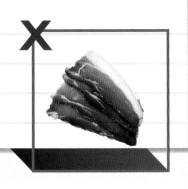

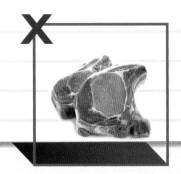

『羊肉』

【忌吃原因】

羊肉含有一种有害的糖类分子Neu5Gc，这种物质进入人体后会被免疫系统识别为外来物质，从而引起有害的免疫反应，很容易导致心脏病和癌症等。研究表明，常吃羊肉等腥膻肉类的人，患直肠癌和结肠癌的风险会大大增加。

『狗肉』

【忌吃原因】

狗肉性热，虽然富含高蛋白质，但因其属于比较热毒、燥热的食物，对癌症患者，尤其是患有皮肤类癌症的患者来说，是不适宜食用的，容易加速体内癌细胞活动，从而加重病情。为了身体健康着想，应忌吃。

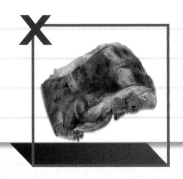

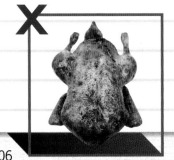

『烤鸭』

【忌吃原因】

烤鸭在烤制过程中容易产生两类致癌物：杂环胺、多环芳烃。这些致癌物在高温加热过程中极容易产生，也使得烤鸭成为携带潜在致癌物的食物。吃烤鸭容易增加患直肠癌的几率，癌症病人食用则容易复发，所以应忌食。

『生鱼片』

【忌吃原因】

生鱼片不宜常吃。因为生鱼片中可能含有肝吸虫，会随生鱼片进入人体，从而寄生在人的胆管内，不但会引起胆囊发炎和胆道堵塞，还会使人感染肝吸虫病，甚至诱发肝硬化、肝胆癌等疾病，对身体的危害极大。

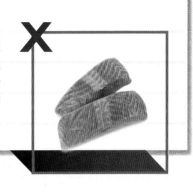

『咸鱼』

【忌吃原因】

咸鱼在制作过程中易产生二甲基亚硝酸盐，这种物质一旦进入体内，就很容易转化为致癌物质——二甲基亚硝酸胺。一个人如果长时间食用咸鱼，其患鼻咽癌的几率比不食用咸鱼的人要多30～40倍，应引起重视。

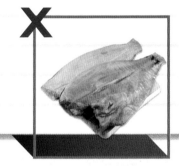

『油条』

【忌吃原因】

油条应该尽量避免经常食用。油条在油炸过程中容易产生致癌物质——多环芳烃，而有些油条还含有明矾，容易引起胆固醇增高、血压升高等问题，进一步增加肝脏的负担，严重时很容易致癌，常食对身体有害。

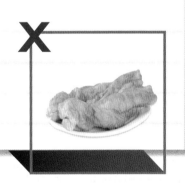

『槟榔』

【忌吃原因】

槟榔，俗称菁仔，其成分中含有的槟榔素具有致癌性，而制作时添加的石灰则为助癌剂。嚼食槟榔，除了容易使牙齿变黑、磨损、动摇、牙龈萎缩而造成牙周病外，个别有口腔黏膜下纤维化症状者还易导致口腔癌。

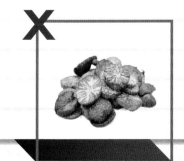

『冰激凌』

【忌吃原因】

冰激凌是冷冻食品，尤其是其性冷的性质，且含糖量极高，摄入体内后容易迅速为癌细胞提供葡萄糖，从而成为癌细胞滋生的温床。癌症病人在摄入冰激凌后，身体免疫功能会下降，导致体内癌细胞不断大肆蔓延。

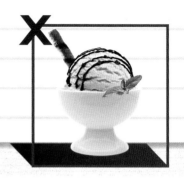

『啤酒』

【忌吃原因】

啤酒的酒精度数不高，不少人甚至作为日常饮料喝。殊不知，啤酒中也含有不同程度的致癌物质——亚硝胺，其含量甚至比其他饮料高。研究表明，常饮啤酒者患口腔癌、食道癌、直肠癌的几率要比喝烈酒者高3倍。

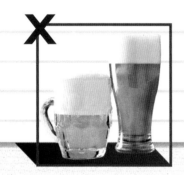

『多次油炸的油』

【忌吃原因】

油炸食物后剩下的油反复利用，很容易产生致癌物。食用油中的不饱和脂肪酸性质不稳定，经过反复高温油炸，很可能氧化而产生自由基，甚至劣变产生致癌物质，会攻击正常细胞，加速人体衰老，或者导致细胞癌变，容易致癌。

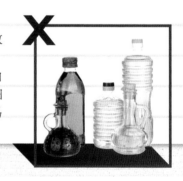

『反复煮沸的水』

【忌吃原因】

反复煮沸的水中含有亚硝酸盐，在反复煮沸的过程中会生成致癌的亚硝酸，对人体容易产生坏影响，经常饮用易患胃癌、食道癌、肝癌等。但经常饮用未烧开自来水的人，患膀胱癌、直肠癌的几率也会大大提升。

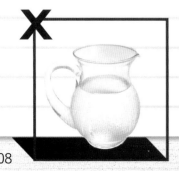